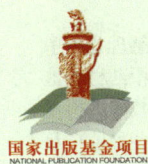

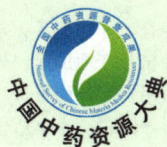

中国中药资源大典
——中药材系列

中药材生产加工适宜技术丛书
中药材产业扶贫计划

川贝母生产加工适宜技术

总　主　编　黄璐琦
主　　　编　陈铁柱　张　美
副　主　编　方清茂　才晓玲

中国医药科技出版社

内 容 提 要

《中药材生产加工适宜技术丛书》以全国第四次中药资源普查工作为抓手，系统整理我国中药材栽培加工的传统及特色技术，旨在科学指导、普及中药材种植及产地加工，规范中药材种植产业。本书为川贝母生产加工适宜技术，包括：概述、川贝母药用资源、川贝母栽培技术、川贝母特色适宜技术、川贝母药材质量评价、川贝母现代研究与应用等内容。本书适合中药种植户及中药材生产加工企业参考使用。

图书在版编目（CIP）数据

川贝母生产加工适宜技术 / 陈铁柱，张美主编 . —北京：中国医药科技出版社，2018.3

（中国中药资源大典 . 中药材系列 . 中药材生产加工适宜技术丛书）

ISBN 978–7–5067–9723–8

Ⅰ . ①川… Ⅱ . ①陈… ②张… Ⅲ . ①川贝母－中药加工 Ⅳ . ① R282.71

中国版本图书馆 CIP 数据核字（2018）第 279446 号

美术编辑 陈君杞
版式设计 锋尚设计

出版　中国医药科技出版社
地址　北京市海淀区文慧园北路甲 22 号
邮编　100082
电话　发行：010–62227427　邮购：010–62236938
网址　www.cmstp.com
规格　710×1000mm　¹/₁₆
印张　8³/₄
字数　77 千字
版次　2018 年 3 月第 1 版
印次　2018 年 3 月第 1 次印刷
印刷　北京盛通印刷股份有限公司
经销　全国各地新华书店
书号　ISBN 978–7–5067–9723–8
定价　25.00 元

版权所有　盗版必究
举报电话：010–62228771
本社图书如存在印装质量问题请与本社联系调换

中药材生产加工适宜技术丛书

—— 编委会 ——

总 主 编 黄璐琦

副 主 编 （按姓氏笔画排序）

王晓琴	王惠珍	韦荣昌	韦树根	左应梅	叩根来
白吉庆	吕惠珍	朱田田	乔永刚	刘根喜	闫敬来
江维克	李石清	李青苗	李旻辉	李晓琳	杨 野
杨天梅	杨太新	杨绍兵	杨美权	杨维泽	肖承鸿
吴 萍	张 美	张 强	张水寒	张亚玉	张金渝
张春红	张春椿	陈乃富	陈铁柱	陈清平	陈随清
范世明	范慧艳	周 涛	郑玉光	赵云生	赵军宁
胡 平	胡本详	俞 冰	袁 强	晋 玲	贾守宁
夏燕莉	郭兰萍	郭俊霞	葛淑俊	温春秀	谢晓亮
蔡子平	滕训辉	瞿显友			

编 委 （按姓氏笔画排序）

王利丽	付金娥	刘大会	刘灵娣	刘峰华	刘爱朋
许 亮	严 辉	苏秀红	杜 弢	李 锋	李万明
李军茹	李效贤	李隆云	杨 光	杨晶凡	汪 娟
张 娜	张 婷	张小波	张水利	张顺捷	林树坤
周先建	赵 峰	胡忠庆	钟 灿	黄雪彦	彭 励
韩邦兴	程 蒙	谢 景	谢小龙	雷振宏	

学术秘书 程 蒙

—— 本书编委会 ——

主　　编　陈铁柱　张　美

副 主 编　方清茂　才晓玲

编写人员　(按姓氏笔划排序)
才晓玲（滇西科技师范学院）
方清茂（四川省中医药科学院）
刘震东（四川新荷花川贝母生态药材有限公司）
李青苗（四川省中医药科学院）
杨玉霞（四川省中医药科学院）
吴　萍（四川省中医药科学院）
张　美（四川省中医药科学院）
陈铁柱（四川省中医药科学院）
周先建（四川省中医药科学院）
赵军宁（四川省中医药科学院）
胡　平（四川省中医药科学院）
夏燕莉（四川省中医药科学院）
郭俊霞（四川省中医药科学院）
舒光明（四川省中医药科学院）
薛　丹（四川大学）

序

我国是最早开始药用植物人工栽培的国家，中药材使用栽培历史悠久。目前，中药材生产技术较为成熟的品种有200余种。我国劳动人民在长期实践中积累了丰富的中药种植管理经验，形成了一系列实用、有特色的栽培加工方法。这些源于民间、简单实用的中药材生产加工适宜技术，被药农广泛接受。这些技术多为实践中的有效经验，经过长期实践，兼具经济性和可操作性，也带有鲜明的地方特色，是中药资源发展的宝贵财富和有力支撑。

基层中药材生产加工适宜技术也存在技术水平、操作规范、生产效果参差不齐问题，研究基础也较薄弱；受限于信息渠道相对闭塞，技术交流和推广不广泛，效率和效益也不很高。这些问题导致许多中药材生产加工技术只在较小范围内使用，不利于价值发挥，也不利于技术提升。因此，中药材生产加工适宜技术的收集、汇总工作显得更加重要，并且需要搭建沟通、传播平台，引入科研力量，结合现代科学技术手段，开展适宜技术研究论证与开发升级，在此基础上进行推广，使其优势技术得到充分的发挥与应用。

《中药材生产加工适宜技术》系列丛书正是在这样的背景下组织编撰的。该书以我院中药资源中心专家为主体，他们以中药资源动态监测信息和技术服务体系的工作为基础，编写整理了百余种常用大宗中药材的生产加工适宜技术。全书从中药材的种植、采收、加工等方面进行介绍，指导中药材生产，旨在促进中药资源的可持续发展，提高中药资源利用效率，保护生物多样性和生态环境，推进生态文明建设。

丛书的出版有利于促进中药种植技术的提升，对改善中药材的生产方式，促进中药资源产业发展，促进中药材规范化种植，提升中药材质量具有指导意义。本书适合中药栽培专业学生及基层药农阅读，也希望编写组广泛听取吸纳药农宝贵经验，不断丰富技术内容。

书将付梓，先睹为悦，谨以上言，以斯充序。

中国中医科学院 院长

中 国 工 程 院 院 士 张伯礼

丁酉秋于东直门

总 前 言

中药材是中医药事业传承和发展的物质基础，是关系国计民生的战略性资源。中药材保护和发展得到了党中央、国务院的高度重视，一系列促进中药材发展的法律规划的颁布，如《中华人民共和国中医药法》的颁布，为野生资源保护和中药材规范化种植养殖提供了法律依据；《中医药发展战略规划纲要（2016—2030年）》提出推进"中药材规范化种植养殖"战略布局；《中药材保护和发展规划（2015—2020年）》对我国中药材资源保护和中药材产业发展进行了全面部署。

中药材生产和加工是中药产业发展的"第一关"，对保证中药供给和质量安全起着最为关键的作用。影响中药材质量的问题也最为复杂，存在种源、环境因子、种植技术、加工工艺等多个环节影响，是我国中医药管理的重点和难点。多数中药材规模化种植历史不超过30年，所积累的生产经验和研究资料严重不足。中药材科学种植还需要大量的研究和长期的实践。

中药材质量上存在特殊性，不能单纯考虑产量问题，不能简单复制农业经验。中药材生产必须强调道地药材，需要优良的品种遗传，特定的生态环境条件和适宜的栽培加工技术。为了推动中药材生产现代化，我与我的团队承担了农业部现代农业产业技术体系"中药材产业技术体系"建设任务。结合国家中医药管理局建立的全国中药资源动态监测体系，致力于收集、整理中药材生产加工适宜技术。这些适宜技术限于信息沟通渠道闭塞，并未能得到很好的推广和应用。

本丛书在第四次全国中药资源普查试点工作的基础下，历时三年，从药用资源分布、栽培技术、特色适宜技术、药材质量、现代应用与研究五个方面系统收集、整理了近百个品种全国范围内二十年来的生产加工适宜技术。这些适宜技术多源于基层，简单实用、被老百姓广泛接受，且经过长期实践、能够充分利用土地或其他资源。一些适宜技术尤其适用于经济欠发达的偏远地区和生态脆弱区的中药材栽培，这些地方农民收入来源较少，适宜技术推广有助于该地区实现精准扶贫。一些适宜技术提供了中药材生产的机械化解决方案，或者解决珍稀濒危资源繁育问题，为中药资源绿色可持续发展提供技术支持。

本套丛书以品种分册，参与编写的作者均为第四次全国中药资源普查中各省中药原料质量监测和技术服务中心的主任或一线专家、具有丰富种植经验的中药农业专家。在编写过程中，专家们查阅大量文献资料结合普查及自身经验，几经会议讨论，数易其稿。书稿完成后，我们又组织药用植物专家、农学家对书中所涉及植物分类检索表、农业病虫害及用药等内容进行审核确定，最终形成《中药材生产加工适宜技术》系列丛书。

在此，感谢各承担单位和审稿专家严谨、认真的工作，使得本套丛书最终付梓。希望本套丛书的出版，能对正在进行中药农业生产的地区及从业人员，有一些切实

的参考价值；对规范和建立统一的中药材种植、采收、加工及检验的质量标准有一

点实际的推动。

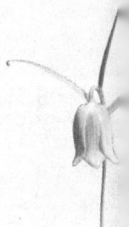

2017年11月24日

前　言

随着中医药学的发展，以及人们对健康需求的不断扩大，一些名贵中药，尤其是生长条件苛刻、环境特殊的中药材，野生资源更新换代速度已经远远跟不上用药需求。如何解决这种矛盾，只有大力发展野生抚育和人工栽培。

川贝是润肺止咳的常用中药材，历史源远流长，疗效显著。目前多达200多种中成药制品处方中都要用到川贝，市场需求远远大于供给，资源矛盾突出。从20世纪60年代，我国的科研人员就开始开展贝母的人工栽培研究，通过一代代人的努力，目前川贝母人工种植取得了不错的成果，建立起了人工种植基地，有效地缓解了川贝母的供需矛盾，但是矛盾仍然突出，川贝母人工种植技术还有待优化，有些关键技术还有待突破，有的品种人工种植还存在困难等问题。本书作者查阅大量文献，综合前人的研究成果以及自己实际工作中的经验和成果，从川贝母本草考证、生物学特性、地理分布、栽培技术、特色适宜技术、药材质量、现代研究与应用等方面加以总结，以期为川贝母产业发展尽绵薄之力。

由于中医药学博大精深，而川贝母相关领域的研究还在不断深入，虽经反复斟酌，本书仍有不少疏漏之处，敬请指正。

编者

2017年10月

目　录

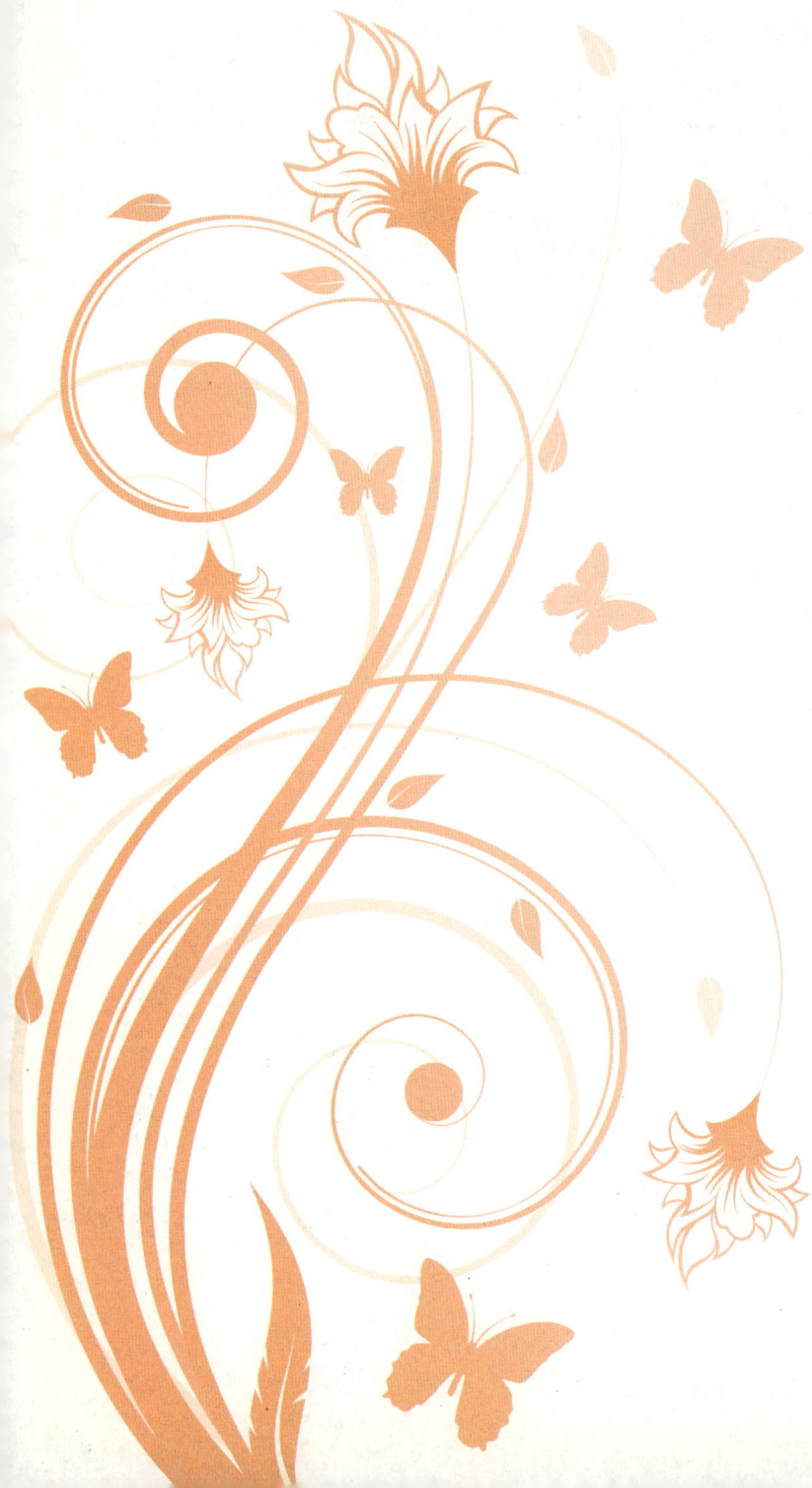

第 1 章

概　述

川贝母是润肺止咳的名贵中药材，应用历史悠久，疗效卓著，驰名中外，有清热润肺、化痰止咳、散结等功能，用于肺热咳嗽、咯痰带血、瘰疬肿毒，治虚劳咳嗽、吐痰咯血、心胸郁结、肺痿、肺痈、喉痹、乳痈。《中国药典》2015年版收载为川贝母、暗紫贝母、甘肃贝母、梭砂贝母、太白贝母、瓦布贝母的干燥鳞茎，川贝为上述五种植物的干燥鳞茎的总称。按药材性状不同分别习称"松贝""青贝""炉贝"和栽培品。

川贝母生长于海拔1800～4000m的山坡草丛或阴湿的小灌木丛中，分布于四川、青海、西藏、甘肃等地，生长于冷凉湿润、土质疏松、排水良好、富含腐殖质的砂质壤土。具有耐寒、喜湿、怕高湿、喜荫蔽的特性。在海拔低、气温高的地区不能生存。在完全无荫蔽条件下种植，幼苗易成片晒死。

随着川贝母资源开采力度的变化，川贝母的产量在新中国成立后呈现一个由低到高又由高逐渐降低的走势。20世纪50年代，最多可达220吨；60年代，国家加强民族地区药材收购力度，川贝资源得以全面开发；1965年产量达历史最高量300吨，但也对川贝的资源再生造成了巨大伤害；20世纪70～80年代产量一直徘徊在150吨左右；80年代中期全国开展资源普查，把未开发的资源全都开发了出来，产量又达到200吨以上。自此，川贝母资源就开始逐年减少，直至降到近几年每年产量不到100吨的水平。川贝母主要来源于野生供应，且川贝母在临床处方用药中占份额较大，据统计，以川贝母为原料生产的中成药多达200多种。而现在其自然资源已严重短缺，几近濒危状态，在1987年国务院颁布的《野生药材资源保护管理条例》及公布的重点保护目录中已被列为三级保护物种。川贝市场供应不足，价格攀升是必然结果，在安国药市质量较优的"松贝"已经涨到2500元/kg。为了保证川贝的资源供给，我国从20世纪60年代就开始尝试人工栽培，在康定县海拔1800～4000m地区成功进行了人工栽培及野生抚育实现规模化种植。20世纪70年代初，四川省中医药研究院进行了引种暗紫贝母和太白贝母的实验，在2000m左右海拔农业区栽培。太白贝母于1983年野生变家种技术成功，重庆市已经成为太白贝母的栽培和生产基地。太白贝母栽培技术成熟，容易推广，适宜低海拔农区发展生产，目前已得到广泛应用。瓦布贝母习惯称为"栽培品"，研究表明其在药效上和化学成分上都不比野生的川贝母差。瓦布贝母因其栽培范围广且产量高，作为川贝的栽培品广泛使用，在四川阿坝州松潘县和茂县已建川贝母种植基地。瓦布贝母易成活、产量高且效果好，它的引种栽培成功缓解了川贝药用资源紧张的问题。

总之，川贝母的野生抚育及人工驯化栽培目前仍然处于研究阶段，还有很多问题尚需解决，不能得到大规模推广，而太白贝母和瓦布贝母的引种栽培成功缓解了目前川贝资源匮乏的现状。即使如此，川贝母的资源量仍然不足，人工栽培技术研究仍然需要加强，以求达到高产和高效。发展川贝母人工种植，增加川贝母市场供应量，是有效解决川贝母用药需求的有效手段，同时也对川贝母野生资源保护起到积极作用。

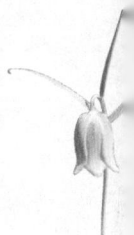

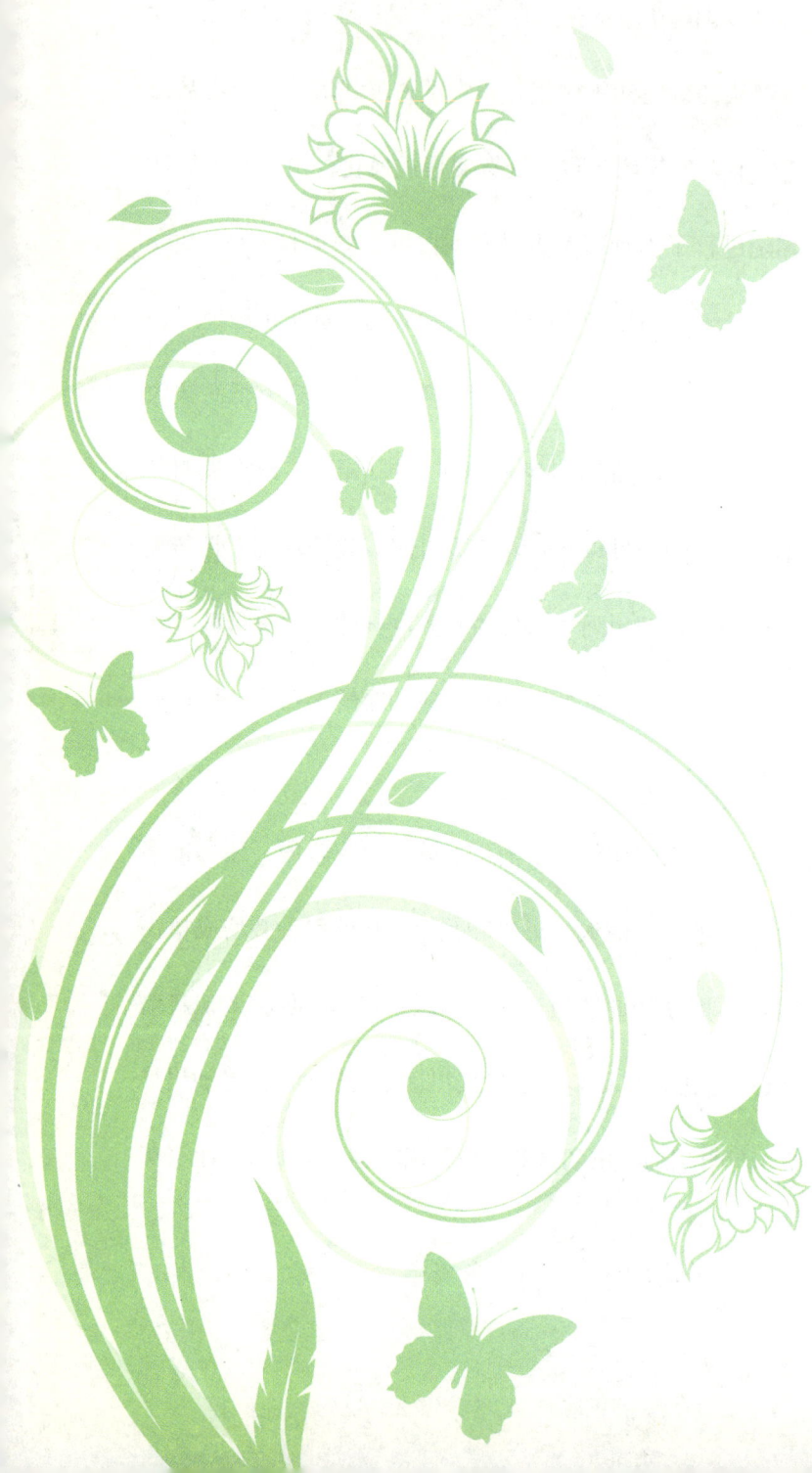

第2章

川贝母药用资源

一、川贝母的植物学形态特征及分类检索表

（一）川贝母的植物学形态特征

1. 川贝母（卷叶贝母）*Fritillaria cirrhosa* D. Don

植株高15～50cm。鳞茎由2枚鳞片组成，直径1～1.5cm。叶通常对生，少数在中部兼有散生或3～4枚轮生的，条形至条状披针形，长4～12cm，宽3～5（～10）mm，先端稍卷曲或不卷曲。花通常单朵，极少2～3朵，紫色至黄绿色，通常有小方格，少数仅具斑点或条纹；每花有3枚叶状苞片，苞片狭长，宽2～4mm；花被片长3～4cm，外三片宽1～1.4cm，内三片宽可达1.8cm，蜜腺窝在背面明显凸出；雄蕊长约为花被片的3/5，花药近基着，花丝稍具或不具小乳突，柱头裂片长3～5mm。蒴果长宽各约1.6cm，棱上只有宽1～1.5mm的狭翅。花期5～7月，果期8～10月（图2-1）。

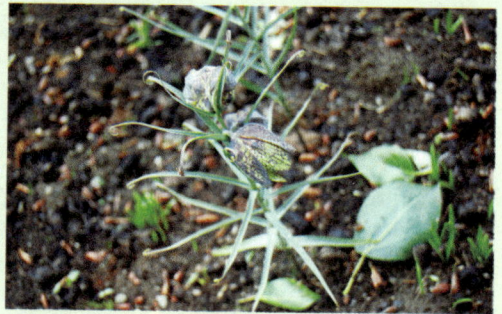

图2-1　川贝母

2. 暗紫贝母 *Fritillaria unibracteata* Hsiao et K. C. Hsia

植株高15～23cm。鳞茎由2枚鳞片组成，直径6～8mm。叶在下面的1～2枚为对生，上面的1～2枚散生或对生，条形或条状披针形，长3.6～5.5cm，宽3～5mm，先端不卷曲。花单朵，深紫色，有黄褐色小方格；叶状苞片1枚，先端不卷曲；花被片长2.5～2.7cm，内三片宽约1cm，外三片宽约6mm；蜜腺窝稍凸出或不很明显；雄蕊长

约为花被片的一半，花药近基着，花丝
具或不具小乳突；柱头裂片很短，长约
0.5~1mm，极少能长达1.5mm。蒴果长
1~1.5cm，宽1~1.2cm，棱上的翅很狭，
宽约1mm。花期6月，果期8月（图2-2）。

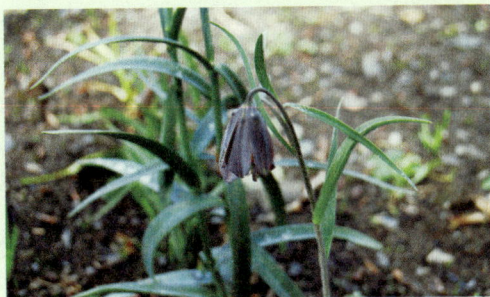

图2-2 暗紫贝母

3. 甘肃贝母 *Fritillaria przewalskii* Maxim.

多年生草本植物。鳞茎由2枚鳞片组成，直径6~13mm。植株高20~40cm。叶通
常最下面的2枚对生，上面的2~3枚散生，条形，长3~7cm，宽3~4mm，先端通常
不卷曲。花通常单朵，少有2朵的，浅黄色，有黑紫色斑点；叶状苞片1枚，先端稍卷
曲或不卷曲；花被片长2~3cm，内三片宽6~7mm，蜜腺窝不很明显；雄蕊长约为花
被片的一半；花药近基着，花丝具小乳
突；柱头裂片通常很短，长不及1mm，
极个别的长达2mm（图2-3）。蒴果长约
1.3cm，宽1~1.2cm，棱上的翅很狭，宽
约1mm。花期6~7月，果期8月。

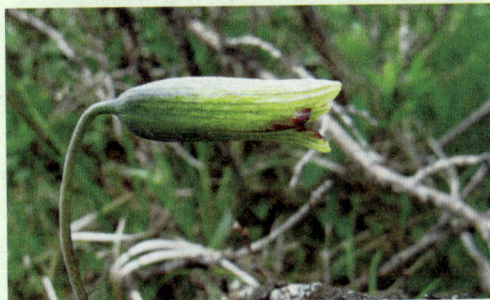

图2-3 甘肃贝母花

4. 梭砂贝母 *Fritillaria delavayi* Franch.

多年生草本植物。鳞茎由2（~3）枚鳞片组成，直径1~2cm。植株高17~35cm。
叶3~5枚（包括叶状苞片），较紧密地生于植株中部或上部，全部散生或最上面2枚
对生，狭卵形至卵状椭圆形，长2~7cm，宽1~3cm，先端不卷曲。花单朵，浅黄色，

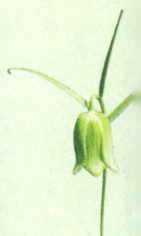

具红褐色斑点或小方格；花被片长3.2～4.5cm，宽1.2～1.5cm，内三片比外三片稍长而宽；雄蕊长约为花被片的一半；花药近基着，花丝不具小乳突；柱头裂片很短，长不及1mm。蒴果长3cm，宽约2cm，棱上翅很狭，宽约1mm，宿存花被常多少包住蒴果。花期6～7月，果期8～9月。

5. 太白贝母 *Fritillaria taipaiensis* P. Y. Li.

多年生草本植物。鳞茎由2枚鳞片组成，直径1～1.5cm。植株高30～45cm。叶通常对生，有时中部兼有3～4枚轮生或散生的，条形至条状披针形，长5～10cm，宽3～7（～12）mm，先端通常不卷曲，有时稍弯曲。花单朵，绿黄色，无方格斑，通常仅在花被片先端近两侧边缘有紫色斑带；每花有3枚叶状苞片，苞片先端有时稍弯曲，但决不卷曲；花被片长3～4cm，外三片狭倒卵状矩圆形，宽9～12mm，先端钝圆；内三片近匙形，上部宽12～17mm，基部宽3～5mm，先端骤凸而钝，蜜腺窝几不凸出或稍凸出；花药近基着，花丝通常具小乳突；花柱分裂部分长3～4mm。蒴果长1.8～2.5cm，棱上只有宽0.5～2mm的狭翅。花期5～6月，果期6～7月（图2-4，图2-5）。

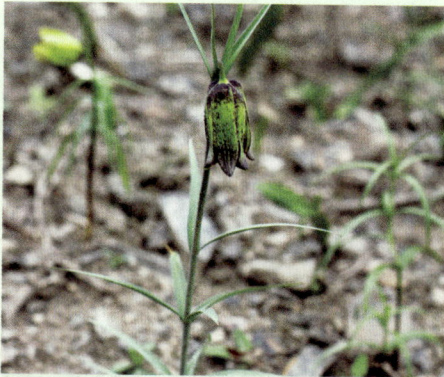

图2-4 太白贝母植株

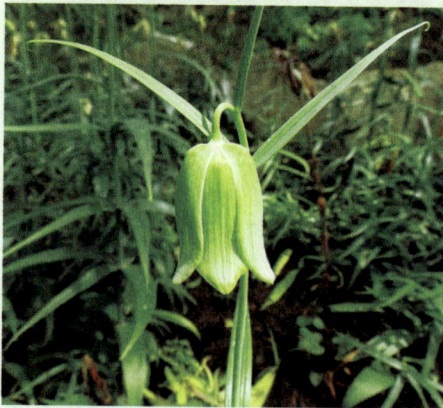

图2-5 太白贝母植物

6. 瓦布贝母*Fritillaria unibracteata* Hsiao et K.C.Hsia var. *wabuensis* （S.Y.Tang et S.C.Yue）Z.D. Liu，S. Wang et S.C.Chen

多年生草本植物。植株高通常50～80cm，有时可达115cm。鳞茎扁球形，直径可达3cm，外面的鳞茎常2枚，萎缩老鳞片稍厚或膜质。茎粗可达1.3cm。茎生叶在最下面的通常2枚对生，少轮生，上面的轮生兼互生；多数叶的两侧边缘不等长，略侧弯或近镰形，有的为披针状条形，长7～13cm，宽9～20mm，先端不卷曲。花1～2朵稀3朵，初开时黄绿色至黄色，内面有或无黑紫色斑点，约4～5天后，花被外面可出现紫色或浅橙色浸染；叶状苞片1～4枚，小苞片1枚或无，先端不卷曲；花被片倒卵形至近矩圆状倒卵形，长3.5～5.5cm，外轮的宽1～1.5cm；主脉于近基部向内弯成夹角约140°的弧形；蜜腺长5～8mm，紫褐色或橙黄色，距花被片下端6～9mm；雄蕊长2.3～3.6cm，花丝长1.4～1.9cm，花

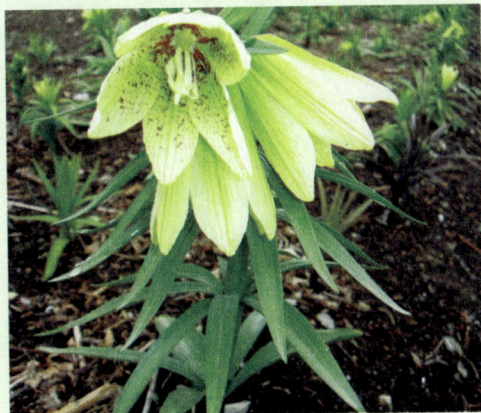

图2-6　瓦布贝母

药长7～17mm，条状，近基本着；花柱长2～2.8cm，花柱裂片长3mm。蒴果长3～5cm，宽1.4～1.8cm，棱上翅宽2mm或很狭。花被在子房明显长大时凋落（图2-6）。

（二）川贝母的植物学形态特征检索表

贝母属植物分类检索表

1 鳞茎卵圆形或近球形，由2（～3）枚白粉质鳞片互抱而成（内中常还有2～3对小鳞片）；柱头裂片长不超过5mm。

  2 茎具乳突状毛；花梢两侧对称；花药近球形，长约1.2mm；蒴果棱上无翅（新疆）。

    [多花组Sect. Theresia（C. Koch）Benth. et. Hook. f.]……………………………

    …………………………… 砂贝母 *Fritillaria karelinii* (Fisch.) Baker

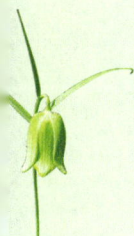

  2 茎无毛；花辐射对称；花药条形或矩圆形，长在3mm以上（贝母组 Sect. Fritillaria）。

    3 茎上有2（～3）枚叶（无叶状苞片）；花药近背着；蒴果棱上无翅（西藏）………

    ………………………………… 高山贝母 *Fritillaries fusca* Turrill

    3 茎上有（3～）4至多枚叶（包括叶状苞片）；花药基着或近基着；蒴果棱上多少具翅。

      4 茎生叶（连同叶状苞片）3～5枚，较紧密地生于植株中部或上部1/3处；在果期，宿存花被常包住蒴果（云南、四川、青海，西藏）…………………………………

      ………………………………… 梭砂贝母 *Fritillaria delavayi* Franch.

      4 茎生叶（连同叶状苞片）通常在5枚以上，较均匀地生于茎的中部至上部；在果期，花被片反折或脱落。

        5 花柱具乳突；顶端的花具4～6枚叶状苞片（黑龙江、辽宁、吉林）……………

        ………………………………… 平贝母 *Fritillaria ussuriensis* Maxim.

        5 花柱不具乳突；顶端的花通常具1～3枚叶状苞片，极少有4～5枚。

6 外花被片明显较内花被片宽；叶散生或以散生为主，至少在茎最下面2~3枚叶如此

（有时近对生，但绝不是真正的对生）（新疆）·······································

··· 伊贝母 *Fritillaria pallidiflora* Schrenk

6 外花被片较内花被片狭或近等宽；叶常对生或轮生，至少茎最下面的叶如此（浙贝

母 *F. thunbergii* 有时例外）。

7 叶状苞片先端明显卷曲。

8 柱头裂片很短，长约1mm，极少达2mm；叶状苞片1枚（甘肃、四川、青海）···

··· 甘肃贝母 *Fritillaria przewalskii* Maxim.

8 柱头裂片较长，长（1.5~）2~5mm，每花具叶状苞片2~4枚，罕1枚。

9 花淡黄色或有时稍带极浅的紫色，无斑点或斑点极不明显；植株常具2~6朵花。

10 叶除最下面的为对生外，其余全部轮生；花被片上蜜腺窝在背面明显凸

出；蒴果棱上的翅宽2~3mm（新疆）·······································

··· 黄花贝母 *Fritillaria verticillata* Willd.

10 叶兼有散生、对生和轮生的；花被片上蜜腺窝在背面不很明显；蒴果棱上的

翅宽7~8mm（浙江、江苏、湖南）······ 浙贝母 *Fritillaria thunbergii* Miq.

9 花紫红色或绿黄色而具紫色斑点或小方格；植株只具单朵花，较少为2~3朵。

11 蒴果棱上的翅很狭，宽1~1.5mm；柱头裂片长3~5mm；叶以对生为主

（西藏、云南、四川、甘肃、青海、宁夏、陕西、山西）·······················

··· 川贝母 *Fritillaria cirrhosa* D. Don

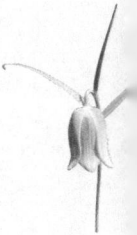

11

11 蒴果棱上的翅较宽，宽3～7mm；柱头裂片长2～3mm；叶常兼有轮生与对生，较少以对生为主。

12 叶较宽大，宽1～3cm（湖北、四川、湖南）……………………………………………………………………………………………… 湖北贝母 *Fritillaria hupehensis* Hsiao et K. C. Hsia

12 叶较狭，宽2～9mm。

13 花被片长3.5～4.5cm，蜜腺窝在背面明显凸出，几成直角；叶先端稍卷曲（新疆）……………………………………… 新疆贝母 *Fritillaria walujewii* Regel

13 花被片长约3cm，蜜腺窝在背面稍凸出，但决不成直角；叶除最下面一对外，先端明显卷曲（新疆）……………………… 乌恰贝母 *Fritillaria ferganensis* A. Los.

7 叶状苞片先端伸直或有时稍弯曲，但决不卷曲成圈。

14 柱头裂片较长，约占花柱总长度的1/3（新疆）…… 阿尔泰贝母 *Fritillaria meleagris* L.

14 柱头裂片较短，占花柱总长度1/6～1/4或更短。

15 柱头裂片长2～5mm。

16 内花被片近匙形，基部蜜腺窝在背面不凸出或稍凸出，先端两侧边缘有紫褐色斑带（湖北、陕西、四川、甘肃）……… 太白贝母 *Fritillaria taipaiensis* P. Y. Li

16 内花被片其他形状，基部蜜腺窝在背面明显凸出，有紫色小方格或仅有少数纵条纹和斑点。

17 叶宽15～45mm；蒴果翅宽6～8mm（浙江、河南）……………………………………………………… 天目贝母 *Fritillaria monantha* Migo

17 叶宽3～15mm；蒴果翅宽1～1.5mm。

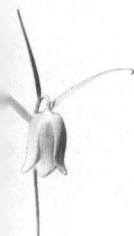

18 叶状苞片较宽，宽5～9mm，先端伸直或稍弧曲；花被片长4.8～5cm，绿黄色，有少

数褐色斑点或小方格（四川）…………………… **峨眉贝母** *Fritillaria omeiensis* **S. C. Chen**

18 叶状苞片狭，宽2～4mm，先端多少弯曲成钩状；花被片通常长3～4cm，通常紫色，较

少绿黄色而具紫色斑点或小方格（西藏、云南、四川、甘肃、青海、宁夏、陕西、山西）

…………………………………………………… **川贝母** *Fritillaria cirrhosa* **D. Don**

15 柱头近于不裂或稍3裂，裂片长约1mm。

19 叶宽10～26mm；叶状苞片通常3枚；花较大，花被片长4～5cm（云南）……………

………………………………………… **粗茎贝母** *Fritillaria crassicaulis* **S. C. Chen**

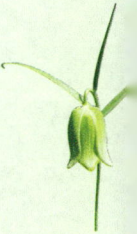

19 叶宽3～5mm；叶状苞片1枚；花较小，花被片长2～3cm。

20 花被片浅黄色，有黑紫色斑点（甘肃、青海、四川）………………………………

……………………………………… **甘肃贝母** *Fritillaria przewalskii* **Maxim.**

20 花被片深紫色，有黄褐色小方格（四川、青海）……………………………………

…………………………… **暗紫贝母** *Fritillaria unibracteata* **Hsiao et K. C. Hsia**

1 鳞茎由几枚或更多大小相似的白粉质鳞片（有时呈球形）组成，在周围还有许多米粒状小

鳞片（有时脱落）；柱头裂片长5～6.5mm［多鳞片组 Sect. Liliorhiza（Kell.）Benth. et Hook. f.］。

21 茎的中部有1～2轮轮生叶，无基生叶；花被片上无小疣点；花药近基着（河北、黑

龙江、辽宁、吉林）……………………… **轮叶贝母** *Fritillaria maximowiczii* **Freyn**

21 茎上无叶，只在靠近花的下面有3～4枚苞片，有基生叶；花被片上有许多小疣点；

花药背着（四川）……………………………… **米贝母** *Fritillaria davidii* **Franch.**

二、川贝母的生物学基础

川贝母为百合科多年生草本。原植物1～4年生为营养生长阶段，第5年以后进入生殖生长阶段。随着生长年限的不同，各种器官的形态特征发生不同的变化。野生状态下的原植物，多生于海拔1800～4000m的高山草丛中，生长量十分有限，花果期的植物高度仅30cm左右，各种器官和体型都相对较小。在家种状态下，由于水肥条件的改善，荫蔽度适中，增进了器官的发育，各种形态指标都相应有所增大。

（一）川贝母植物学形态特征

1. 根的形态与生长

川贝母属于根系不发达的浅根植物，须根系。全生育期内，可形成3种类型的根：种根、不定根和贮藏根。

（1）种根　1年生川贝母，3月下旬萌发时，在形成的幼小鳞茎基部长出1条幼嫩的根，白色，长约3cm，直径不足1mm；表面密被根绒毛。

（2）不定根　种根形成以后，在鳞茎基盘周围分化形成3～4条纤细的白色不定根。种根逐渐退化消失。6月下旬倒苗后，不定根也随着死亡脱落，以后各年生均在基盘周围萌发出不定根，通常4～12条，须根上且分布有多数支根和根毛。川贝母根每年更新1次，随着年限增长，不定根条数增加，根期寿命也延长，倒苗期相应推迟10～15天。

（3）贮藏根　2至多年生贝母发根过程中，同时分化1～3条粗壮半透明的肉质贮藏根，呈长锥形，其功能是将母体鳞茎营养转移贮存，再释放供给新生植株营养体使用，当新的鳞茎膨大长成后，贮藏根渐至消耗殆尽，即行萎缩退化消失。

2. 茎的形态与生长

川贝母的茎可分为地下鳞茎和地上茎。各年生植株均具有地下鳞茎结构，但1～3年生贝母不抽地上茎，地上部分仅长出1枚基生叶片。少部分4年生植株开始抽出地上茎，而大部分植株仍长出基生叶1～2片，5年生植株普遍抽茎开花结果。地上茎单轴直立，不分枝。地上茎的抽出，是开始进入生殖生长阶段的标志。

（1）地下鳞茎　由粉白色肉质鳞片构成。除1年生川贝母的鳞片不明显外，2至多年生川贝母鳞茎均由大小悬殊的二肉质鳞片抱合而成，俗称"怀中抱月"。1年生鳞茎呈球形，2～4年生鳞茎呈长圆锥形或近球形，5年生以上的鳞茎呈扁球形。各年生鳞茎形态大小差异悬殊。1～5年生鳞茎平均高度分别为（cm）：0.51、1.14、1.77、2.37、2.84；平均直径分别为（cm）：0.43、0.66、1.09、1.86、3.17；平均鲜重（g）：0.05、0.23、0.92、3.89、12.59。

（2）地上茎部分　4年生植株开始抽茎，但不开花，俗称"树儿子"。5年生植株几乎全部抽茎，其中大部分进入开花结果，仍有一部分"树儿子"。初抽茎的一两年中，植株比较矮小纤细，以后茎秆逐年增高增粗。

鳞茎的增长速度以及地上茎抽出年限的早迟，与水肥条件关系密切。在良好水肥管理条件下，鳞茎增长迅速，第4年抽出地上茎的比例也大。反之则鳞茎增长慢，甚至会出现负增长，第4年地上茎抽出极少或不抽茎。据野外调查，由于杂草荫蔽过重，6～8年生的贝母植株状态只有2年生的生长水平，反映出川贝母生长水平与营养条件极其相关。

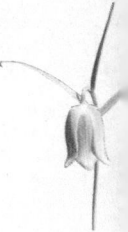

3. 叶的形态

川贝母1～3年生只有1片基生叶抽出，而且十分弱小。1年生贝母仅生出一枚针状叶，长5～7cm，俗称"一根针"；2年生长出一细小的披针形叶，俗称"一支箭"；3年生长出一稍宽大的披针形叶，俗称"飘带叶"；4年生大部分植株仍长出1片（少数2片）较宽大的披针形叶，俗称"大飘带"或"双飘带"。少部分4年生及5年生以后的贝母开始抽茎，茎秆上着生多数披针形叶片，通常基部叶片对生，中部叶片散生，上部叶片互生或轮生，叶片数目不等，随生长年限延长而增多，通常9～55片。叶型大小也随年限延长而增大，1～3年生的基生叶片叶柄很长，而抽茎后的叶片无叶柄，直接着生于茎节上，叶片光滑，略带蜡质。

4. 花的形态与发育

川贝母的花朵呈吊钟状，俗称"灯笼花"。5月上旬开花，在野生条件下，仅开1朵顶花，偶见2朵；在栽培条件下，通常开1～8朵花，常见3～4朵。花冠紫色且有变化，可以过渡到浅绿黄色。花被片6枚，长3～4cm，内外各3枚，内花被片近匙形，背面蜜腺凸出，花被片具紫色网状斑纹，雄蕊6枚，柱头3裂，裂片3～5mm。

川贝母通常于第四年9～11月发根期内，鳞茎内部同步形成新芽，花芽也开始分化。第五年2月份气温稍回升后进一步发育孕蕾。幼体茎、叶、花蕾受芽鞘包裹着处于地下，即地上部分器官的形成过程全是在地下完成的。3月下旬幼茎基部节间伸长，呈锥状的芽苞顶出土面，然后芽鞘翻卷散开，叶片和花蕾舒展继续生长。前期花蕾成束状群集于心叶内直立向上，以后随节间伸长，散生于上部各叶节基部，到蕾末期花柄开始弯曲，花蕾下垂，至5月上旬花朵开放，开花顺序自下而上，花期较集中，一般7～10天左右。开花期易受外界因素的影响，如遇高温、夏旱、干热风的袭击，对开花授粉极为不利，导致当年挂果很少。从芽尖出土到芽鞘散开约5～7天时间，出苗到开花约28～30天。

5. 蒴果和种子的形态及发育

当吊钟状花朵开放凋谢的同时，幼果即出现。此时果柄再度由弯曲下垂状恢复向上伸直生长，直至蒴果成熟。贝母的果实形状为棱柱状蒴果，长3～4.5cm，直径1.3～1.8cm，蒴果表面具6～8条棱，俗称"八卦锤"，棱上约有2mm宽的窄翅。蒴果颜色有变化，可由紫色过渡到绿色，蒴果通常由3～4个心皮组成，中轴胎座，每心皮内具2室，其内紧密叠合排列1行种子。蒴果长成到达后期，含水率开始降低，脱水后，背缝开裂，种子散落出来，平均每果种子250～380粒，有胚率80%左右。种子油褐色，呈薄片状，倒卵形，四周有半透明膜翅，以便于风力传播。直径约0.4cm，千粒重（鲜）4.8g。

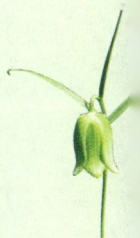

（二）川贝母生物学特性

川贝母为多年生草本药用植物，其生物学特性首先需要引入以下几个概念：从种子萌发至开花结果称为生长发育周期；从种子萌发至死亡，称为生命周期；从播种至商品收获，称为种植周期；宿根性植物从出苗至倒苗，称为年生育周期。川贝母年生育周期情况见表2-1。

表2-1　川贝母年生育周期

月份	生育期	过程天数
3月	萌动期	30天左右
4月上旬	出苗期	10天
4月中旬至6月上中旬	苗期	60～90天
6月中旬	倒苗期	10天
6月下旬至8月	夏眠期	70天
9月上旬	发根期	10天
9月中旬至11月上旬	根期	60天
11月中旬至翌年2月	冬眠期	140天

　　川贝母的根、茎、叶各部分器官具有每年更新1次的特性。因而从理论上讲，其生命周期是无限的。据产区调查，已有20年以上的贝母植株存在。川贝母1～4年生为营养生长阶段，5年生以上为生殖生长阶段。

　　一般商品贝母种植周期为4年收获，5年生以上开花结果的贝母鳞茎个体大，有效成分降低，药用和商品价值欠佳，只能用作种源繁殖材料。

1. 川贝母的繁殖特性

　　川贝母鳞茎不具备自然分生能力，不像湖北贝母、浙贝母那样，鳞茎数量可以逐年自然分生增殖。川贝母在整个生命周期内，植株仅有1个鳞茎。川贝母的繁殖可分为有性繁殖和无性繁殖。无性繁殖主要靠鳞茎分化形成新个体。贝母鳞茎愈伤组织分生能力很强，一个鳞片或碎块均可分化形成新的幼小鳞茎。采用分瓣繁殖方法，一个较大的鳞茎可分作8瓣或16瓣，栽植以后，每瓣会产生出1～2个小鳞茎，繁殖系数可达到8～12倍。川贝母多年生种鳞茎有的可重达30～40g，将鳞茎用刀片遍体纵切、横切，像切"腰花"似的切割成0.5cm见方的网状小方块，然后再分瓣栽植，这样1个鳞茎可增殖小鳞茎80～100粒。但这种繁殖方法，仅可用于扩大种源材料，在商品生产上意义不大。

有性繁殖，一株种贝母，平均产出4个蒴果，每个蒴果平均种子量260粒，按出苗率80%，2年生保苗率70%计，可获2年生小贝母580粒，繁殖系数远远大于无性繁殖。同时种贝母可连续提供有性种子。故有性繁殖方法是川贝母生产简便易行的有效途径。在此重点介绍有性繁殖特性。

2. 种子发育特性

（1）胚分化形成过程　川贝母具有后熟特性的原胚型种子。即使蒴果已充分成熟，种子并无完整的胚结构，仅具有胚乳状的内含物存在，必须在一定的温、湿度条件下，经过1周左右，才开始有白色胚点出现，以后胚组织逐渐扩展伸长，30～40天胚伸长1.5mm左右，90天左右，胚分化完成。此时，种子饱满度明显充实。中央呈嫩黄色的胚芽清晰可见，种子后熟即告结束。

（2）胚分化与温、湿度的关系　川贝母种子胚分化所要求的温、湿度条件比较严格。在15～18℃左右的高山室温和25%含水量的湿砂贮藏条件下，有利于胚的分化，出苗率达85%～90%；－3℃条件下则不分化，出苗率为0；7～10℃条件下，出苗率为45%；25～28℃条件下，种子发生霉变，出苗率仅10%左右。

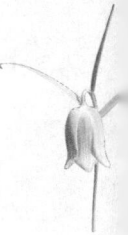

湿度也是满足胚分化条件的重要因素。种子室内贮藏过程中，砂土含水量不得低于10%～15%，以25%含水量最理想，出苗率最高。有人曾将采摘种蒴果挂房前风干保存，播种后出苗率极低。以30%～40%含水量砂土贮藏，且每周洒水1次保湿条件下，种子发霉成砣，以致腐烂，出苗率也低。

（3）种子萌发温度条件　经过后熟处理的川贝母种子，10月上旬播种，其后要经历6个月－5～5℃的漫长低温过程。翌年4月初可正常出苗，出苗率可达80%以上。在15～25℃室温条件下，砂贮至翌年3月下旬春播，不出苗。在冰箱内保持7～10℃砂贮种子春播，同样不出苗，表明贝母种子前阶段需要满足15～20℃胚分化后熟条件，后阶段需要满足0～5℃的低温条件，这是贝母种子萌发成苗的二者不可缺一的必备条件。

3. 川贝母苗期生长特性

1～4年生贝母，是它的营养生长周期。从生产意义上讲，同时也是商品种植周期，可将其统称为苗期。

（1）土壤类型与贝母苗期生长的关系　川贝母适宜腐殖质含量高，团粒结构好的高山粉砂壤土种植，土壤过于瘠瘦的黏重黄泥不适宜种植贝母。由于贝母为根系不发达的浅须根植物，植株纤弱，顶土力不强，坚实、透气性差的土壤不利于贝母根系发育，顶土出苗困难，从而影响整个生长发育。相反，缺乏团粒结构的轻砂土，热交换频繁，保蓄能力差，易受雨水冲刷，也不适宜种植贝母。尤其在严冬，由于冰冻，容易使结构松散的表土引起机械抬升移位，将贝母种子或鳞茎崩离土体而暴露，经日晒大量死苗，通常损苗30%～40%。一般这类土壤种植贝母的出苗率不高，保苗也很困难。

（2）贝母不同品系类型的生长习性变化　川贝母中，按茎、叶、花、果的颜色差异，可分为几种类型，较典型性状可分为紫色植株和绿色植株两大类型，其间又可衍生出多个过渡类型，而它们的其他质量性状基本一致。据调查，紫株较绿株具有出苗顶土力强的显著特点，特别是遇上干旱春季，表现非常明显。通常出苗提早3～5天，成蕾开花期有所提前，可以躲过5月中旬高温、干热风的危害，表明紫株抗逆性优于绿株，对生长发育有利，此性状可作为筛选良种的一个参考指标。

（3）不同采种期与出苗的关系　川贝母果期发育历时48天左右，可划分为幼果期、成果期、蜡熟期、蒴果即将开裂期（半脱水期）和蒴果开裂期（脱水期）5个时期。不同时期采收的种蒴果，其出苗率有所不同，以蜡熟期至蒴果即将开裂期出苗最高，生产应用上以蜡熟期定为最佳采种期，不仅能达到种子优良的效果，而且还可缩短大田期20天左右。对调节生产安排农事有利。开裂期老熟种子，出苗率反低。分析原因是由于种子已经脱水干燥，贮藏期内湿度条件不够，反而不利于后期胚分化所致。同时开裂期种子容易散落，生产上不便于采收、运输和贮藏。因此采收贝母种子不宜过晚。成果期的贝母种子，成熟度不够，出苗率也低，因而成果期内不宜提前采种。此外，大田贝母种果熟期并不十分一致，确定采种期应科学掌握，有条件的地方可以分批采收，更能保证种子质量。

（4）赤霉素对贝母出苗的促进作用　赤霉素（GA$_3$）具有取代低温、打破种子

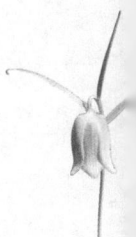

休眠和生理调节效应，其机制是增强 α-蛋白酶活性，提高体内蛋白分解的水平，促其胚轴细胞组织伸长，对种子萌发具有促进作用。贝母种子由于成熟度以及贮藏条件等方面的差异，导致出苗整齐度不佳，采用赤霉素不同浓度、不同时间梯度作浸种处理，出苗率发生了很大变化，对促进萌发提高出苗率效应显著，以低浓度、长时间浸泡处理效果更佳。同时选用了三十烷醇、α-萘乙酸不同浓度分别做浸种处理，效果不明显或无规律性。

（5）播种期与贝母出苗的关系　已完成后熟的种子，其特点是种子充实度饱满，中央部分出现明显胚结构。这样的种子即可用于播种，采取9月上旬、10月上旬、11月上旬、12月上旬分期播种，结果出苗期并无差异，均在翌年4月4日左右出苗，经室内继续贮存种子至翌年3月上旬播种，则不出苗。表明后熟种子必须稳定通过0～5℃低温春化阶段，才具备发芽力，前4个播种期的种子都通过了特定低温过程，所以出苗期一致。3月下旬播种的种子，未能通过标准低温，故播种后不能出苗。另据俄罗斯早年报道，一些高山冬性很强的贝母种子，必须稳定通过0～1℃的低温条件，才具备正常发芽力。

（6）播种密度与成苗的关系　关于川贝母有性繁殖播种量的问题，有人采用每亩以1.5万～2万个种果高播量的做法。经实验数据测算，在大田生产条件下，平均每果种子量300粒，按有胚率80%、出苗率60%、最终保苗率30%计算，每果最终可保留43株苗。一般标准下，每公斤川贝母商品为2000粒，以每亩产量110kg计算，每亩粒（株）数为22万，计算播种量预定为5100个种果即可。以高产水平每亩产60kg计，则总粒数达到32万，预定播种量为7400个种果即可。也就是说，最后厢面上平均每23cm^{2}或16cm^{2}面积上能保留1株苗，就可实现上述产量指标。决定贝母的播种量，关键取决于田间管理水平。若播种量过大，1年生出苗过密，造成个体之间争光夺肥，易罹病害，当年就会大量死亡（俗称化苗）。同时，还会造成大部分植株根系发育不良，个体不健全，导致过早倒苗，将丧失继续发芽出苗的能力。因此，过度加大播种量，是完全无效的。据试验，贝母播种量掌握在每亩面积7000～8000个种果是完全适宜的。

（7）荫蔽度与贝母成苗的关系　1年生贝母植株，细小幼嫩，根系不发达，仅有1条种根分布于2～3cm表土层，对于干旱和强日照抵抗力较弱，采用露地种植，将损苗80%～100%。川贝母产区，紫外线和红外线都十分强烈，这对贝母幼苗会构成过热、灼伤等致命性威胁。生产上必须采取荫蔽保护措施，满足60%～80%的荫蔽度条件，才能保障苗期安全和正常生长。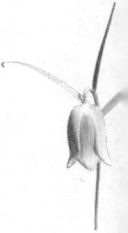

2年生以上的贝母苗由于根系的发展，通过冬季的施肥覆土管理，使贝母鳞茎位于较深的土层，已能基本适应露地生长。荫蔽措施具有双重效应：一是减轻太阳辐射对幼苗的杀伤，二是减少水分蒸发保持湿度，满足贝母的生长条件。

（8）草害对贝母生长的影响　高山地区植被以草地为主，由于初夏气温适宜，雨量充沛，造成杂草旺长。据测定，杂草平均日增长量达1～3cm，最大覆盖厚度可达60～80cm，高大稠密的杂草疯狂夺取养分和阳光，给矮小纤弱的贝母植株带来致命的威胁。若除草不力，当年可损苗60%以上，甚至全部莠死。杂草来源，一因高山草地风力传播的杂草种子，二因施肥、牛羊粪内带有杂草种子。所以，要彻底根除贝母园内杂草极不可能，只能不失时机地勤除杂草，才是贝母保苗的关键措施。

（9）施肥和覆土与贝母生长的关系

①贝母的营养特征：贝母各个器官，具有1年更新1次的特性。自8月下旬萌动发根开始，贮藏在鳞茎内的营养物质便开始水解，对各器官发育提供养分，待贮藏根形成以后，母体营养向贮藏根逐步转移，贮藏根又逐步向新器官释放养分，新的鳞茎不断膨大，最后母体鳞茎已耗尽养分，枯萎退化成一层蜕皮，连同已萎缩的贮藏根随之腐烂。在此过程中，除母体营养转移外，新根吸收了大量养分，促使器官增大。贝母是浅须根植物，在短暂的年生育周期内，水肥条件正常情况下，各年生鳞茎个体增殖明显。如果贝母遭遇草荒，土壤贫瘠，施肥不足的条件下，鳞茎不仅不能增长，反而会负增长，倒退1～2年的生长水平。因此，川贝母栽培中，土壤营养及施肥管理措施是至关重要的。

②川贝母的施肥效应：各年9月上旬施足牛羊粪和配施一定量的尿素、过磷酸钙做冬肥，这是取得贝母高产的关键。连同覆土对贝母发根和次年出苗生长十分有利，4月和6月追施速效肥，并配合叶面喷肥，对促进贝母生长效果显著。据观测，追肥后表现叶色浓绿，叶片肥厚，生育期延长7天左右，鳞茎增重29.7%。

③覆土管理对贝母生长的关系：贝母播种时，种子仅处于1cm的表土内，过深过浅均会影响贝母出苗。由于覆土极薄，1年以后，表土经风化、雨水冲刷、冰雪的抬升，鳞茎容易裸露地面影响生长。每年结合施肥，逐年覆土2～3cm，会起到保温和

稳定植株的作用，有利于根系的发育。另外，覆土后有利于有机肥腐熟分解，有效地供给贝母养分。各年生贝母鳞茎的增大速度与覆土关系极大。据测定：3年生贝母覆土厚度7cm的鳞茎较2cm表土层鳞茎增重0.5g以上，4年生覆土厚度10cm的贝母鳞茎较表土层贝母增重1.5～2.0g以上，表明逐年适当覆土对贝母生长有利。但应注意，贝母本身属于浅根植物，如一次性覆土过深，将会迫使贝母鳞茎在地下进入休眠状态（俗称梦籽），当年不能出苗，如持续过久，会导致死亡腐烂。

（10）早春地膜覆盖栽培的效应　据观察，在日最高气温5～25℃范围内，为川贝母生长的最适温度范围，测定其生物学零度在0～3℃之间，低于此限，贝母便停止生长，进入冬眠。休眠的重要因子是温度，高山山区的冬春季节，积雪冰冻期长，最长可达159天。通常11月下旬至翌年3月上旬气温降至0℃以下，极端最低温度可至−30.0℃左右。高山气候严寒，较长时间内达不到满足生长发育的温度要素，致使贝母出苗期过迟。早春采用地膜覆盖栽培措施，通过人工模拟适宜贝母生长的温度条件，可启动贝母提早出苗，增加一定数量的有效生育期，加大生物积累量，从而可达到提高产量的目的。观察统计得出，贝母出苗期与生物积温（≥0℃）呈高度正相关关系，即生物积温越高，出苗越早。实施早春地膜覆盖，10cm地温升高1～6℃，有效生育期延长8～13天，增产21.6%。

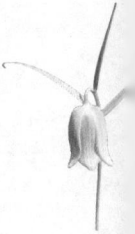

地膜覆盖栽培，对早春贝母根系发育有极大的促进作用，健壮的根系是作物优质高产的基础。据测定，4月下旬揭膜期，1年生贝母根量增重10mg，增长45%；2年生根量增重23.8mg，增长51%。地膜覆盖栽培具有良好的土壤水分调节作用。使田间持水量达到基本稳定平衡，有效避免旱涝的影响。故地膜覆盖栽培具有较强的保墒作用。

（11）川贝母叶面积变化规律　1～3年生贝母，仅具有一片基生叶，4年生大部分植株为1～2片叶，少部分植株（树儿子）具多片披针形叶。采用光电叶面积仪测定叶面积，结果为：各年生植株出苗后当年叶面积变化不大，但不同生长年限植株的叶面积变化幅度却很大。以成株期叶面积比较，2年生较1年生增长5.7倍，3～4年生各递增1倍左右，而4年生与1年生比较，增长高达25倍，6年生以后的贝母植株比较高大，株高60～80cm，叶片35～55片，总叶面积可达450cm²。营养条件对叶的生长影响很大，土壤肥力不足，叶片大小可降低一个生长年度周期水平，水肥条件好，叶片增大极为突出。

（12）川贝母生长量变化规律　贝母生物产量不高，在正常营养条件下，1年生鲜鳞茎仅重35～40mg，4年生产出期单株鲜鳞茎重也只达2.5～4.0g，1～4年生鳞茎、叶、根所占全株重量比分别为70∶29∶1、6∶3∶1、8∶3∶1、16∶5∶1。可见，1年生植株的根、叶极为纤弱，2～4年生根叶比重逐年增大，4年生鳞茎增重突出。各年生贝母鳞茎增重速度比例为1∶4∶12∶52，同时可以看到4年生产品增重是惊人的。这一变化规律，将显示出加强贝母后期水肥管理的重要性。

（13）川贝母产量构成因素　家种贝母属于密集型栽培作物，商品生产周期为4年。根据产量结构分析，单株鳞茎重量和单位面积植株群体数量为影响单产的决定因素。进一步推出播种量和出苗率亦成相关决定因素。贝母又系精细管理型多年生弱小植物，因而保苗率则成为影响贝母产量的关键因素。而不同的采收年限和季节，不同的加工方法，又会得出不同的加工成品率和产品质量，诸多因素构成了川贝母产量构成因素算式：

单位面积产量（kg）=单株鳞茎重×单位面积株数=单株鳞茎鲜重×折干率×播种量×出苗率×最终保苗率

（14）不同收获期对贝母产量和质量的影响　川贝母在大田栽培条件下，不同采收年限对商品贝母产量和质量影响较大。3年生贝母颗粒过小，饱满度差，色泽差，产量低；5年生贝母颗粒过大，通常认为外观质量不合乎川贝商品规格。4年生贝母产量和质量较为理想，色白，粉性足，颗粒大小适中，故以4年生为最适采收年限。选择不同生长期作为采收期也十分重要。成株晚期（即将倒苗期）采收的贝母，干物质积累不够，产品折干率低，产量也低，商品饱满度差，粉性不足。倒苗夏眠中期采收，正值新根萌动前期，鳞茎体内已开始代谢变化，导致产品质量和产量亦差。故以倒苗期为商品最佳采收期。

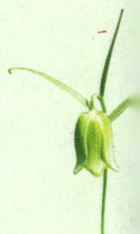

三、川贝母植物的地理分布

（一）川贝母的地理分布区位变迁

早在公元前11世纪至6世纪前后，我们的祖先就发现并利用贝母来防治疾病，历代本草均有记载。秦汉时期的《神农本草经》中列为中品，明代李时珍《本草纲目》列为山草类。

　　然而，古人记载的所谓"贝母"，实际上比较混乱，不仅包括了百合科的贝母属 *Fritillaria* 植物，而且也包括了葫芦科的土贝母 *Bolbostemma paniculatum*，甚至还有别的植物。宋代《证类本草》中所附3种贝母图，就表现为3种不同植物。其中"贝母"，实际上是葫芦科的土贝母，而其中"峡州贝母"才是真正的贝母，还有"越州贝母"从形态上判断并不是贝母属植物。这种混乱情况一直延续到明代李时珍的《本草纲目》中仍未厘清，最后直到清代赵学敏《本草纲目拾遗》才转引《百草镜》的记载，指出土贝母与贝母的区别是"土贝性大如钱，独瓣部分，与川产迥别"，药性方面"土贝功专化脓、解痈毒"。这样才基本上把两者区分清楚了。

　　在明代以前的本草文献中，均未明确区分川贝母、浙贝母、土贝母之名，而概以"贝母"称谓，至明代倪朱谟《本草汇言》在论述贝母功效时始有"贝母，开郁、下气、化痰之药也。润肺消痰，止咳定喘，则虚劳火结之证，……必以川者为妙。若解痈毒，破癥结，消实痰，敷恶疮，又以土者为佳。然川者味淡性优，土者味苦性劣，二者以分别用"之说。倪朱谟是浙江杭州人，非常熟知贝母之性能，为了区别用药，他将本地产的贝母称"土者"，四川产的称"川者"，通过大量的临床验证，他总结出了川贝与浙贝功能主治的不同。自此，川贝母、浙贝母开始以产地冠名区分。

　　同期《景岳全书·本草正》首次提出"川贝"之名，故考证始载川贝母的本草文献应当是《景岳全书·本草正》。明代后期，《本草原始》将贝母分为南贝母和西贝母二类，其中"色白、体轻、双瓣、质尤良"的西贝母应泛指产于我国西南和西北部分地区的川贝母（主要为川贝母*Fritillaria cirrhosa* D. Don、暗紫贝母*Fritillaria unibracteata* Hsiao et K. C. Hsia、甘肃贝母*Fritillaria przewalskii* Maxim. 和梭砂贝母*Fritillar delavayi* Franch.）及伊贝母（主要为新疆贝母*Fritillaria walujewii* Regel和伊犁贝母*Fritillaria pallidiflora* Schrenk）。

清代学者对各种贝母已经明确辨识。赵学敏《本草纲目拾遗》记载："贝母川产者味甘，最佳，西产味薄，次之，象山者微苦又次之。""西"指的应该是新疆等西北地区，而浙贝出象山，说明贝母中川贝母疗效最佳，其次为伊贝母，再其次为浙贝母。《本草纲目拾遗》又载："宁波象山所处贝母，亦分两瓣，味苦而不甘，其顶平而不尖，不能如川贝母之荷花蕊也。"又曰"贝母有甜、苦之分，有川、象之别。"《百草镜》有言："出川者曰川贝，出象山者曰象贝，绝大曰土贝。川产者味甘，间有微苦，象贝一味苦寒，能化坚痰，性利可知。土贝功专化脓、解痈毒，性燥而不润。"以上所述，川贝母、浙贝母和土贝母与现在所用的种类基本一致，所谓"荷花蕊"就是今天所说的川贝母的"怀中抱月"一样，是指小鳞茎被紧紧包裹在大鳞片之中，只露出部分而呈新月状。

《本草纲目拾遗》又载："川贝中一种出巴东者独大，番人名紫草贝母，大不道地"。《伪药条辨》亦载："湖北荆州巴东县产者，皮色带黑，性硬而光，头尖，肉呆白色，味苦，更次"。二者均说明湖北贝母已混充川贝母。此外，还有古籍记载葫芦科的假贝母、老鸦瓣等都曾作为川贝母使用。可见川贝母的药用品种也比较混乱。

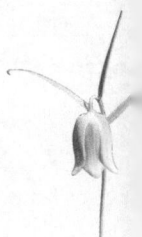

太白贝母作为川贝母入药已非近代，根据清光绪《大宁县志》记载，"贝母，银厂坪所产为佳"，大宁即今重庆市巫溪县，太白贝母在该县自然分布较广，说明在清代太白贝母已作为药材广泛利用。太白贝母在湖北五峰、重庆巫溪、宁夏泾源、甘肃彰县等地都有着悠久的用药历史，一直作为川贝母的地方习用品入药。

瓦布贝母习惯称作"栽培品"，其作为川贝母入药使用，始载于清《本草纲目拾遗》，曰"大如钱，皮细白而带黄斑，味甘、出龙安，乃川贝中第一，不可多得"。瓦布贝母一直为当地乡医所器重，认为其清热润肺、化痰止咳的功效比暗紫贝母（*F. unibracteata* Hsiao et K．C．Hsia）好。

（二）川贝母的分布地区和产地环境

川贝母　主要分布于川西南山地河谷区及川西高山峡谷区南段，主产四川的康定、甘孜、理塘、雅江、九龙、丹巴、稻城、得荣、乡城、木里、西昌、宝兴、小金、金川等地，云南的丽江、贡山、维西、德钦、中甸、大理、漾濞、禄劝、卡尔达河，西藏的八宿、亚东、林周、米林、嘉黎、波密、芒康、吉隆、察隅、左贡，青海的囊谦也有分布。生于海拔1800～4000m高山地区阳光充足及土壤较湿润的地方。多生长在灌丛或林荫带下，伴生植物繁多，主要生于窄叶鲜卑花灌丛、杜鹃灌丛、硬叶柳灌丛、金露梅+绣线菊灌丛、香柏灌丛、珠芽蓼+圆穗蓼草甸等群落类型。川贝母作为传统名贵药材，资源破坏严重，四川川贝母资源蕴藏量呈逐年下降的趋势，蕴藏量不足100吨，资源最大可持续利用量不足20吨。

暗紫贝母　主要分布于川西北高原区及川西高山峡谷北段，主产四川的松潘、红原、若尔盖、九寨沟、茂县、黑水、理县、马尔康、金川、汶川、平武等地，青海东南部果洛藏族自治州、甘肃西南部甘南藏族自治州也有分布。暗紫贝母是典型的高山植物，一般生长于海拔1800～4000m的阳光充足、腐殖质多及土壤疏松的草坡碎石子中，分布范围十分有限。常见于高山灌丛草甸如金露梅灌丛、窄叶鲜卑花灌丛、珠芽蓼草甸等生态环境。长期以来，由于药材市场需求，暗紫贝母被大量采挖，导致其野生资源存量大幅下降，并逐渐趋于枯竭，从而又大大影响了药材的市场供应。目前暗紫贝母资源蕴藏量为80吨左右，年最大可持续利用量不足15吨。

甘肃贝母　主要分布于川西北高原区及川西高山峡谷北段，主产康定、雅江、九龙、丹巴、壤塘、小金、金川、马尔康、汶川、茂县、理县、黑水、九寨沟。甘肃贝母资源均为野生资源。生于海拔1800～4000m高山灌丛草甸，主要群落有金露梅灌丛、窄叶鲜卑花灌丛、珠芽蓼草甸等生态环境。长期以来，由于药材市场需求，甘肃贝母被大量采挖，导致其野生资源存量大幅下降，并逐渐趋于枯竭，从而又大大影响了药材的市场供应。目前甘肃贝母资源蕴藏量为60吨左右，资源年最大可持续利用量不足10吨。

梭砂贝母　主要分布于川西北高原区及川西高山峡谷区。主产四川的小金、甘孜、炉霍、红原、白玉、石渠、德格、理塘、康定、宝兴、九龙、乡城、稻城、木里、汶川等地，青海的称多、杂多、囊谦、玉树、班玛，西藏的察隅、八宿、加查，云南的丽江均有分布。梭砂贝母资源均为野生资源，生于海拔1800～4000m的砂石地或流砂岩石的缝隙中。由于梭砂贝母在几个川贝母品种中分布区域较窄，但收购量

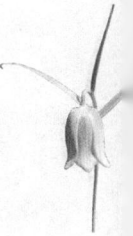

很大，资源呈逐年下降趋势，目前主产地甘孜州蕴藏量为40吨，资源最大可持续利用量8吨，年收购梭砂贝母10～15吨，已超过其最大可持续利用量。

太白贝母　主产于四川达州万源市。生于海拔2400～3100m的山坡草丛中或水边。太白贝母亦称太贝、秦贝，因主产于秦岭太白山而得名，为陕西地方特产，属地方习用品，药用历史悠久。在《四川省中药材标准》《甘肃省中药材质量标准》和《陕西中草药》中均有记载。20世纪70年代，四川等地开始引种太白贝母，由于其适应性强，分布范围广，是川贝母中适宜家种栽培的佳品，自1983年太白贝母野生变家种技术成功，随着太白贝母栽培技术的成熟，目前在重庆、陕西、湖北、甘肃、四川等地均有大量种植。

瓦布贝母　主产阿坝州茂县、黑水、松潘等地，长期作川贝用，是川贝的近缘种，因其鳞茎个体大，似蒜，又被称为"蒜贝"，于1962年在阿坝州瓦钵梁子乡发现并命名。野生资源分布于海拔2500～3000m的灌木林。现野生枯竭，商品几乎绝迹。

四、川贝母生态适宜分布区域与适宜种植区域

（一）生态适宜分布区域

川贝母主要分布于四川西部、云南西北部、西藏南部至东部，生于海拔1800～4000m的高山草甸、林下、灌丛下。分布区地势高、寒冷、日照强烈、空气干燥、春秋短暂，常年无夏。

（二）适宜种植区域

云南香格里拉县、德钦县、贡山县；新疆和静县、拜城县、特克斯县、乌鲁木齐市、昭苏县、尼勒克县、温泉县、乌苏市、库车县、马纳斯县、吕吉市；四川石渠县、德格县、色达县、阿坝县、理塘县、红原县、甘孜县、松潘县、新龙县、白玉县、若尔盖县、壤塘县、道孚县、康定县、马尔康县；青海玉树县、玛沁县、囊谦县、达日县、祁连县、称多县、河南县、甘德县、久治县、兴海县；西藏察雅县、察隅县、贡觉县、八宿县、江达县、波密县、洛隆县、丁青县、类乌齐县、米林县、林芝县、墨脱县、左贡县、工布江达县。

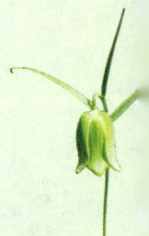

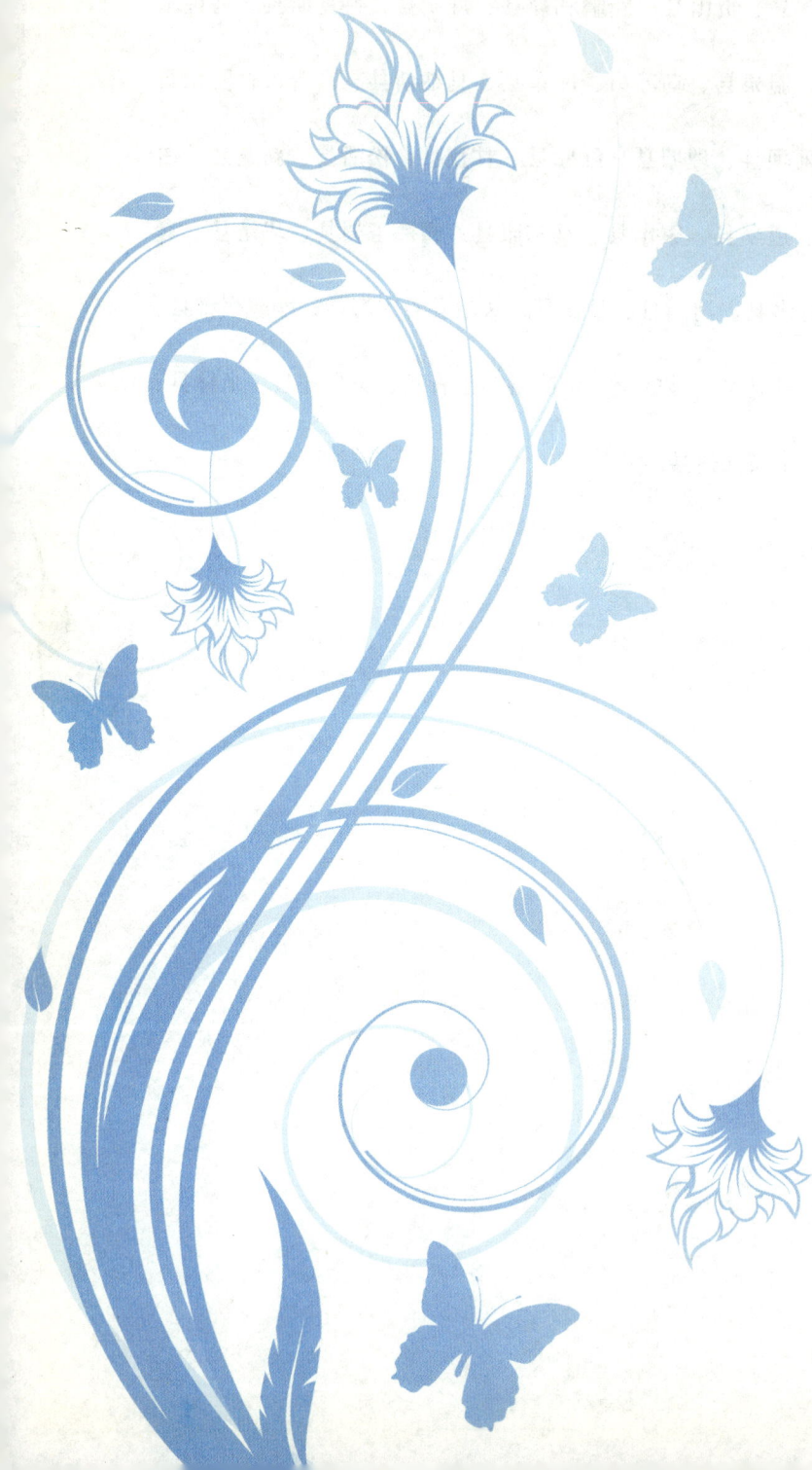

第3章

川贝母栽培技术

一、种子种苗繁育

（一）种子繁殖

1. 种子田的建立

（1）选地整地　种子田宜选择海拔高度1800～4000m，向阳、背风、灌溉条件好的地理环境，必须是田块平整、土层深厚、腐殖质含量高的熟化优质壤土，其中海拔高度是基本条件。

选定的种子田，于6月中旬必须深耕1次，彻底捡除砾石和草根，待夏季芽萌发后，选用20%克芜踪每亩用150～200ml剂量杀灭生草芽。1周以后施入杂肥5000kg、羊粪1500kg。整地之前首先在种子田四周开挖宽50cm、深50cm的防鼠大沟，防范老鼠窜入寄居危害。接着开畦整地，先按东西向间隔20m开一条宽40cm的通直水沟，然后南北向开畦，畦面1m，畦沟30cm，每畦1条40cm宽的便道，以便于施肥灌溉等田间管理的操作。

（2）种鳞茎定植　7月中旬开始栽种，此时正值鳞茎夏季休眠期。鳞茎栽植必须选在倒苗休眠期进行，如过晚（8月中、下旬），鳞茎已开始发根，栽植过程中会伤害根系。选用6年生以上的大鳞茎做种较好，种果产量高，质量好。由于鳞茎表皮鲜嫩，起挖和转移过程中难免碰伤，在高温高湿季节容易引起腐烂。因此，在栽种前用50%多菌灵500倍液浸种10分钟，沥干后即可栽植。在整好的畦面上横开播沟，沟距20cm、深度20cm，沟底撒施磷肥2500kg，然后盖一层薄细土（使种茎不接触粪肥为宜），种鳞茎按10cm株距逐一栽于沟心，每行10株，心芽向上，不得随意掷入沟中，最后覆土10cm，整平畦面，使畦面略呈"瓦背形"拱面。

定植结束以后，应及时在防鼠沟的外沿建立永久性的围栏设施，常年杜绝牲畜和野兽（野猪、野兔等）的侵入破坏。可于防鼠沟外沿密植排栽铁篱笆带刺植物，建立永久性生物围栏，根据面积大小和实际设置栅门1～2道，以便管理人员出入。生物围栏长成后，可高达3～4m，夏季郁郁葱葱，除起防护作用外，还起到对贝母遮阴和防风作用。

贝母种子田一经建立，可连续使用5～8年不变。年限过久，可易地新建种子田。

2. 种子田的管理

在建起种子田的比较长使用时期内，种子田的常规田间管理成了种子繁育的重要技术措施，是影响种子产量和质量的关键因素。

（1）除草管理　自种子田建立的当年冬季起即应重视除草管理，冬季杂草多为1年生嫩质杂草，可每亩用20%克芜踪150～200ml兑水15kg喷雾直接杀灭，10月下旬和翌年3月中旬各除草1次。3月下旬贝母开始出苗，生长期内不宜施行化学除草，但由于种贝母株体形较大，人工除草不会引起损苗，所以4月中旬至6月中旬生长期内，可实施2～3次人工除草，除草原则应根据杂草发生情况，力求采取除早、除小、除彻底，这样可以减轻除草工作量，提高除草质量。7月上旬种子采收倒苗后，每亩选用5%草甘膦2～2.5kg，兑水15kg喷雾，及时施行化学除草，8月下旬重复实施1次，即可较理想地解决种子田的除草问题，以利贝母的正常生长。

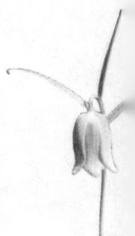

（2）施肥管理　4月中旬，贝母已齐苗，应及时追施提苗肥，以每亩羊粪水1000kg、尿素10kg、过磷酸钙100kg用量，折算后兑入羊粪水内穴施。

5月中旬和6月上旬以尿素0.5%浓度和磷酸二氢钾0.5%浓度混合配液叶面喷肥各1次，对延续叶片功能期和促进幼果的生长极为有利。

8月下旬，正值贝母发根期，待实施杀灭杂草后，以每亩羊粪1000kg、尿素10kg、过磷酸钙100kg，兑成羊粪水泼施畦面。对促进根系发育有利。

10月下旬施足冬肥，以每亩羊厩肥2000kg、土杂肥3000kg盖施畦面，配合清理畦沟覆土上畦，覆盖厚度保持3cm左右。底肥经缓慢分解，为下年贝母生长提供基础养分。

（3）适当疏花　川贝母通常开花1～8朵，正常情况下，贝母的成果率很高，基本没有落花落果现象。一般在种源不足的条件下，力求采取多繁种果的做法，这样做，由于顶心部位的花发育迟，营养供应不足，多造成这部分种果瘦小，成熟度不够，既影响种果收获期进度，又影响种子质量。为保障种质优良，在蕾期可施行适当疏花的措施，将顶心内的部分花蕾摘除，每株保留5枚左右，以积蓄养分促使选留花果正常发育为成熟度一致、蒴果大、籽粒多而饱满的优良种子。应当注意，贝母不能采取打顶摘心的做法，因为贝母茎秆是中空的，雨露或病原经孔口侵入会导致植株死亡。

3. 种子收获与贮藏

（1）种子收获　7月上旬，贝母蒴果已进入蜡熟期，即可采收种子，为保证种子田内的种果成熟度一致，可适当跨越蜡熟期，但最迟不能超过种果即将开裂期，必须及时抢晴天将种子收回。采收方法：用剪刀将蒴果从果柄处剪下，集中装入编织包装袋，统一运回过磅，记录好种果总重量，然后在全部种果内随机抽取10~12个样品，每个样品种果1kg，分别计出种果数（个/kg），求出平均值，最后计出总的种果数量，即：

种果总量（个）=平均种果数（个/kg）×种果总重量（kg）

所得出的种果总量是今后求算播种量的唯一依据。

（2）种子贮藏　在种子采收10天之前，必须选好种子贮藏室。选择没有存放过石油和酸、碱、盐类物质的洁净、冷凉且无鼠害、无有害气体侵蚀的地面房间，可用杀菌剂将房间消毒1次。贮藏室准备就绪后，即行采收种子。贮藏种子时，选挖干净的含水量25%左右的新鲜黄砂细土，先在室内地面垫土10cm，每1.5m²内设置长1m、口径为20cm的竹编气筒1个，以利通气排湿。选用优质农膜，膜面打好细密排气孔，使之既能排气，又能隔离砂土混入种子层，将农膜平铺于垫土表面。然后将运回的种果平铺撒于农膜表面，厚度也保持10cm左右，加盖1层农膜，再覆1层10cm厚的细土，将种果埋压于土内，如此反复可继续堆码至60~80cm高度，最多不得超过1m（即最多可贮4层种子），种子贮藏时要预留好观察的过道，最后种子堆上可设置温度表4~6个点。室内设立干湿球温度计，以便随时观察堆内温度和相对湿度的

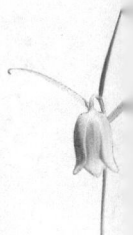

变化。贮藏初期，如堆内温度升高至30℃以上时，可考虑增加排气筒来加以调整，使温度保持在25℃以下为宜。

种子贮藏过程中，一般都不需洒水，到中后期（即9月中下旬），如果堆面砂土过干，可适当喷湿表土，但绝不可大量喷水。临近播种期，种果壳已经腐烂，种子散落出来，可让湿度小些，有利于将干燥的细土连同种子全面掺和成均匀的种子灰，便于撒种。

4. 种子处理技术

川贝母播种是一项至关重要的关键技术，它涉及出苗质量和4年后的产量问题。

（1）赤霉素种子处理　赤霉素（GA_3）是一种多功能生长调节剂，具有取代低温、打破种子休眠、促进植物萌发生长的生理调节效应。作用机制是使植物体内过氧化物酶受抑制，增强α-淀粉酶、α-蛋白酶的活性，提高体内淀粉、蛋白质的分解水平，加速胚轴组织细胞伸长，对种子萌发和生长有明显的促进作用。

川贝母种子由于成熟度以及贮藏条件等方面的个体差异，导致出苗率不高，整齐度不理想。采用一定浓度赤霉素和一定处理时间对贝母种子预处理，对提高出苗率和改善整齐度效应明显。在生产应用中，可采用40mg/kg赤霉素对川贝母种子浸泡预处理24小时，促进种子萌发，有效地提高贝母出苗率和整齐度。

种子浸泡预处理操作方法：将贮藏的种子，于播种前10天采用赤霉素浸泡处理。砂贮的种子，果壳已经腐烂，将各层泥砂去掉，把种子收集起来，粗略过筛，去除果壳碎屑，得到较纯净种子。利用大型的缸或木桶，用温水配制40mg/kg赤霉素浸液，将种子倒入浸泡24小时，中途搅动1～2次。捞起沥干后，再混回干燥细土中充分拌和均匀，拌成"种子灰"。

将充分拌匀的种子灰，全面过磅，记录重量，依据贮种前测定记载的种果总数，计算出每1kg种子灰所含种果数，即：

每1kg种子灰含种果数（个/kg）=种果总数÷种子灰总重量

最后将过磅的种子灰按每袋30kg装袋，待播。

（2）种子繁殖中几个注意事项

①种茎选择：选直径1cm以上、无病、无损伤鳞茎作种。每公顷用鳞茎1500kg。栽后第2年，待果实饱满膨胀，种子已干浆时剪下果实，趁鲜脱粒或带果壳进行后熟处理。

②种子的采摘时期

川贝母：花期5～7月，果期8～10月。

暗紫贝母：花期6月，果期8月。

甘肃贝母：花期4～5月，果期6～7月。

梭砂贝母：花期6～7月，果期8～9月。

太白贝母：花期5～6月，果期6～7月。

瓦布贝母：花期5～7月，果期8～10月。

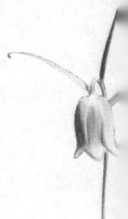

5. 种子的形态特征

（1）川贝母

①种子：倒三角状卵形，扁平，外种皮棕黄色至淡棕黄色，表面有褶皱，种子长约5.61mm，宽约4.03mm，厚约0.27mm（图3-1）。

②果实：蒴果，长宽各约1.6cm，棱上只有宽1~1.5mm的狭翅。

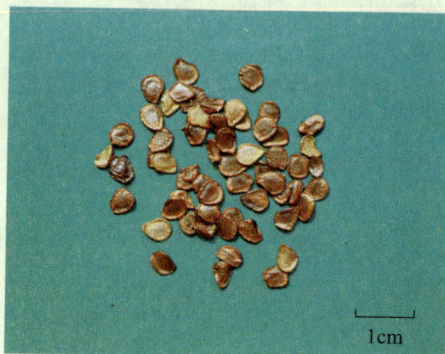

图3-1 卷叶贝母种子

（2）暗紫贝母

①种子：倒三角状卵形，扁平，外种皮呈红褐色，表面有褶皱，种子长约4.36mm，宽约3.3mm，厚约0.23mm（图3-2）。

②果实：蒴果，长圆形，具6棱，长1~1.5cm，宽1~1.2cm，棱上的翅很狭，宽约1mm。

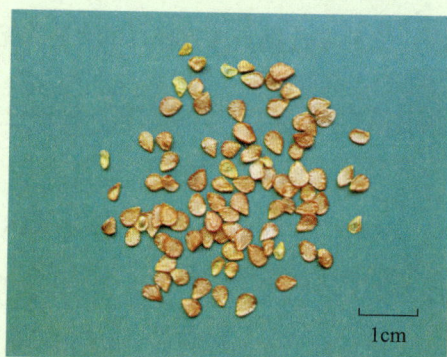

图3-2 暗紫贝母种子

（3）太白贝母

①种子：倒三角状卵形，扁平，外种皮呈棕黄色，表面有褶皱，种子长约5.99mm，宽约4.36mm，厚约0.28mm（图3-3）。

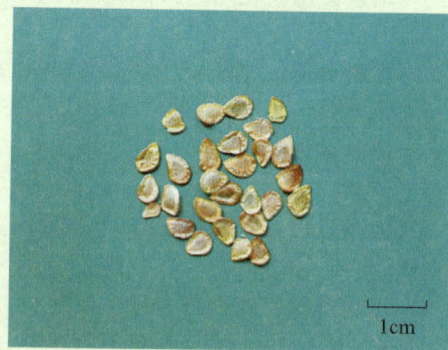

图3-3 太白贝母种子

②果实：蒴果，室裂，膜质，长圆形，每室有扁平种子2列，长1.8～2.5cm，棱上只有宽0.5～2mm的狭翅。

（4）甘肃贝母、棱砂贝母、瓦布贝母

①种子：倒三角状卵形，扁平。

②果实：蒴果。

6. 种子性状指标及发芽方法

（1）川贝母　种子净度为92.48%、千粒重为2.000g、含水量13.81%、发芽势为60.45%、发芽率为94.53%、生活力为90%。其种子按种子：腐殖土=1：4混合，贮藏于透气木箱内40天左右，胚长度可超过种子纵轴2/3；种子完成胚形态后熟后，进行低温处理3个月，即可进行发芽。

（2）暗紫贝母　种子净度为98%，含水量为12.2%，千粒重约0.802~1.018g。生长素对暗紫贝母种子的胚发育有明显的促进作用，200ppm生长素处理、15℃下砂埋层积为最适条件。赤霉素解除暗紫贝母种子生理休眠，浓度以250ppm效果最好。

（3）甘肃贝母　甘肃贝母种子千粒重为0.72～0.82g，种子吸水过程符合logistic曲线，分急剧吸水期、稳定吸水期和饱和吸水期三个阶段。经20℃保湿储藏基本45天完成形态后熟。然后将砂子与种子（4：1）混合在5～10℃层积150天后基本完成生理后熟，温度对经后熟处理的甘肃贝母种子发芽质量具有显著影响。黑暗条件下10～15℃范围内，随温度升高发芽质量显著改善，15℃发芽最佳，发芽率和发芽势分别达90.67%和89.33%。当温度超过15℃，发芽质量又显著降低，高温还抑制芽的伸长。经后熟处理后，温度是决定甘肃贝母种子发芽质量的关键因素。生产中土温10～15℃是甘肃贝母种子最佳播期，育苗期应保湿遮阳。

（4）太白贝母 种子净度为94.3%，含水量为12.47%，千粒重为2.396g，种子胚乳丰富，种子播种需要进行后熟处理：带壳种子，用过筛的细腐殖土，含水量低于10%，一层种一层土，装透气木箱内，放冷凉、潮湿处。脱粒的种子，按1：4（种子：腐殖土）混合贮藏室内或透气的木箱内。贮藏期间，保持土壤湿润，果皮（种皮）膨胀，约40天左右，胚长度超过种子纵轴2/3，胚先端呈弯曲。完成胚形态后熟后，可播种。

（5）梭砂贝母、瓦布贝母 将种子用细腐殖土覆盖，储藏于室内阴凉、潮湿处，保持土壤湿润、果皮（种皮）膨胀。采用赤霉素20～40ppm对种子作浸泡预处理32小时，可促进种子萌发，提高出苗率和整齐度。置7～18℃环境中的种子，经过约150天，可由原胚分化成线形完全胚，完成其形态后熟过程。满胚种子再经1～2℃的低温处理60天，可完成生理后熟过程。经低温处理的种子，春播后出苗率高。

7. 川贝母种子的分级标准

川贝母种子质量优劣是保障川贝母种植后能否获得稳产、高产和优质产品的关键，特别是在川贝母规范化生产中，更离不开种子的质量控制。结合其他农作物种子质量标准，制定出川贝母种子的分级标准，见表3-1。

表3-1 川贝母种子分级标准

等级	Ⅰ	Ⅱ	Ⅲ
净度（%）	≥95	≥90	≥85
千粒重（g）	1.80～1.90	1.70～1.79	1.60～1.69
含水率（%）	12～14	12～14	12～14
种子活力（%）	≥95	≥90	≥85
病种百分率（%）	≤2	≤3	≤4
发芽势（%）	≥70	≥60	≥50
发芽率（%）	≥95	≥90	≥85
外形特征	饱满、大小均匀、无破损	较饱满、大小较均匀、无破损	饱满程度一般、大小较均匀、无破损

（二）鳞茎繁殖

地上部倒苗后挖出鳞茎，选择发育健壮的作种。对子鳞茎的更新芽进行恒温催芽培育，待其开始萌发时，移栽田间，即可成苗。

二、栽培技术

（一）选地整地

商品田的选地标准与种子田选地略有不同，海拔在1800～4000m范围都比较适宜。

川贝母野生环境海拔较高，通常分布于海拔1800～4000m环境内的草地或杂灌

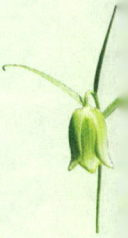

丛中。这类环境多处于人迹罕至的高寒荒原草甸，气候恶劣，不具备人类生活和生产条件。一般情况下，高山农区、半农区或牧区都处于海拔1800～4000m的环境区域内，这类地区基本具备人力、物力等生产条件。因此，在贝母驯化栽培过程中，适当降低一点海拔高度，以适应人类生产需要是可行的，实践证明也是成功的。而且贝母商品生产仅限于苗期营养生长阶段，生态环境条件可略放宽。生产中观察发现，海拔过高，生长量受限，4年收获产品还有一定困难；海拔过低，生长受温度上限的制约，生长受影响，易罹病虫害。若低于1700m以下种植川贝母，首先是逐年受到病虫害袭击，难于控制；其次是由于热量条件过高，贝母生长过速，不利于物质积累，产出的贝母鳞茎，外观个体大，尖长，质地松泡，粉性不足，不符合商品规格。商品田仍需选择向阳，有一定灌溉条件、土层深厚、腐殖质含量高，坡度不超过5°的砂壤土为基本土壤条件。由于商品贝母为低矮植株，因而背风不是必要条件。

贝母大面积商品生产，必须具备一定的水源、充足的肥源做基本保证。贝母生产耗水不多，高山的水源条件基本能满足生产需求。通常高山槽坝地区向阳、土壤条件优越，易于解决交通运输，在坝区种植生物围栏，按需要圈围一片平地，是较为理想的贝母种植园。

新辟的贝母园，一般多为原生草场、生荒地，需要开垦。于8月中下旬，首先采用小型机具深翻土地，用旋耕机打碎土饼，人工捡除草皮和杂物。堆积成若干堆，烧制成土杂肥，用作贝母基肥。9月下旬，改为畜耕或人工翻挖1遍，再次将土地整细整平，捡除草屑和砾石，让雨水滋润，将土壤进一步熟化，以待开畦播种。

开畦时，大田中心位置预留机耕道，用作交通运输，东西向每间隔20m开挖1条宽40cm的平行排水沟，南北向每1.67m开小畦（含20cm畦沟在内），每20畦开1条40cm横水沟，依次类推。开沟的同时，贝母园四周开挖1条宽度和深度为50cm的大型防鼠沟。待播种完毕后，防鼠沟外沿仍要栽植生物围栏，设置栅门数道供人员和车辆出入。

（二）播种育苗

川贝母10～12月播种均可，但因高山气候严寒，故以气候较暖和的10月上旬晴天播种为宜。播种前必须备足每亩土杂肥5000kg和稀羊粪2000kg做基肥，必须上山采集足够的松针做荫蔽覆盖物。

1. 除杂

将开出的畦面仔细整平，使畦面保持1.4m的宽度，去除杂物和石块等。

2. 施肥

按每亩过磷酸钙100kg的用量，均匀撒施畦面后，再以稀羊粪水均匀泼施畦面。

3. 整地

将过筛的土杂肥细土撒施于畦面，保持2cm厚度，用竹板刮平畦面，不得出现缝隙和高低不平的现象。

4. 撒种

由于播幅的扩大，以及改条播为撒播等因素的改变，每亩用种量以8000个种果较为适宜。播种时，依据种子灰记录资料，求算出单位面积种子灰播量。即：

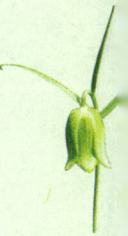

每亩种子灰播量（kg）＝8000÷每1kg种子灰含种果数

按其种子灰播量，计算出每畦种子灰播量，然后准确称取种子灰，逐畦均匀撒种，撒种时应注意撒种姿势，一般手离畦面20～30cm高度进行撒种，过高易受风力影响造成种子分布不匀。此外两面畦边沿预留5cm不撒种，因为较长期内沟沿畦边易受冰雪抬升崩析，以及在多次覆土管理过程中必然受到损伤破坏，不能有效成苗。撒种的同时，随时要观察播种密度的均匀性。方法是：采用五点取样法，畦面上随机抽取多点33cm×33cm面积，统计种子粒数，一般以单位面积350～450粒为正常范围，如差异过大，必须改进撒种技术，随时做出修正和补充。

5. 盖种

撒种的同时，专人配合及时将过筛土杂肥实施盖种，均匀撒盖畦面，保持1～1.5cm厚度。盖种过厚过薄均影响出苗。因此，应严格掌握，盖种完毕，及时用松针撒盖畦面，厚度3cm为宜。

（三）田间管理

川贝母种植周期内要经历漫长的田间管理过程，包括常年的地膜覆盖、除草、施肥、排灌水等苗期管理。

1. 搭棚

播种后，春季出苗前，揭去畦面覆盖物，分畦搭棚遮阴。搭矮棚，高15～20cm，第1年荫蔽度50%～70%，第2年降为50%，第3年为30%；收获当年不再遮阴。搭高棚，高约1m，荫蔽度50%。最好是晴天荫蔽，阴、雨天亮棚炼苗。

2. 地膜覆盖

（1）地膜覆盖栽培的生产意义　近年来，国内地膜覆盖栽培技术已开始应用于药材生产，也可以用于川贝母生产，借助地膜覆盖增温效应，增加早春阶段的有效积温，能促进贝母生长，提高川贝母产量。

（2）地膜覆盖栽培原理

①增温原理：地膜覆盖，在土表形成了一层中介保护层，一方面可将太阳辐射光能透射入土，转化为热能，汇集于土壤中。另一方面通过保护作用，又将地下辐射热、蒸发散热、传导热、凝结热等阻隔于地面，保存于土壤中。经各项热能的积蓄，土壤温度有一定幅度的上升，有效积温显著提高，对促进作物生长，增加生物产量，具有独特的效果。

②保墒原理：土壤中的水分常因蒸发而损失较大，导致表土干燥。据有关资料，土壤水分由地表蒸发损失可达25%～50%。采用地膜覆盖处理，借助薄膜的物理阻隔作用，切断了水分与大气交换通道，使土壤水分垂直蒸发受阻，蒸发量大幅度降低，有效将水分贮存于土壤中，供作物利用。一般地膜覆盖率越大，保墒性能越好。

地膜覆盖还有一个调节水分平衡作用，使耕层土壤水分达到相对稳定的水平，缓解了因降水或干旱造成的过湿过干的土壤状况，保持较好的土壤物理性状，对作物生长有利。

③地膜覆盖栽培优质高产的生理基础：地膜覆盖栽培，由于增温、保墒、土壤物理性状的改善等效应的增强，有效地促进了根系的早生快发，营造了强健的根系，

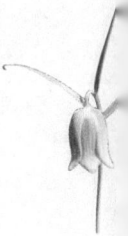

扩大了吸收面并增强了吸收水分、无机盐的生理功能，这是作物实现优质高产的根本。有了健壮的根系，进而促成植株茎、叶同化器官的发展，叶面积增大，叶片增厚，叶绿体含量增加，有效地加强同化产物的积累，实现提高产量质量的目的。

（3）川贝母地膜覆盖应用 川贝母为多年生浅根草本，适应于海拔1800～4000m的高山地区生长，属于低温植物，5～20℃的温度范围为最佳生长环境。川贝母年生育周期内具有夏冬两季休眠的物候特征，即在6月中下旬气温高于25℃时开始倒苗，进入夏眠。9月上中旬秋凉后开始萌动发根，待根系发展到一定规模时，恰值严冬降临，11月末气温低于0℃时便停止生长，进入冬眠。翌年3月上旬气温回升至0℃以上时开始复苏生长，进一步扩大根系，随即出苗生长。据实验观察，川贝母产生休眠的重要因子是温度。冬春季节，由于高山积雪冰冻期长，最长可达159天，气候严寒，较长期内达不到满足贝母生长发育的温度要素，致使贝母出苗期过迟。如早春采用地膜覆盖栽培措施，通过人工模拟适宜贝母生长的温度条件，将会使贝母提早出苗，增加一定数量的有效生育期，加大生物积累量，从而可达到提高产量的目的。

另一方面，川贝母本身系高山低温植物，只能在早春作增温处理，对生长发育有利。春天中后期气温回升已能充分满足贝母正常生长的要求，必须终止所采用的增温处理措施。若增温过高，超越了适应贝母生长温度上限，反而破坏了贝母的生长条件，给生产造成损失。

3. 除草管理

川贝母商品生产中，除草管理是一项重中之重的关键技术措施，务必集中精力加强管理。

（1）概述　杂草是种植业的一大危害。千百年来，农民多采用人工除草，不仅花工费时，而且劳动强度大，稍有放松，往往酿成严重草荒，造成作物大量减产，甚至无收。

杂草的种类繁多。在全世界大约25万种植物中，有5万种属于杂草，其中农田杂草约8000种，最常见的有百余种。杂草有极强的野生性，具有适应性强、多实性、多样繁殖方式、传播途径广等特性。通常生长旺盛，与作物争水肥、争阳光，使作物反成弱者，造成生长不良。有人做过调查，0.6m长的大豆行间生长一株狗尾草，可使大豆减产5%，每穴水稻秧苗中如附生一棵稗草，可减产20%。杂草丛生，不仅导致农作物减产，而且农产品的质量也会受到影响，可使粮食作物的淀粉含量下降，棉花纤维变短，油料作物含油量降低等。

化学除草是一项现代农业新技术，可有效地控制杂草。目前世界各国除草剂的生产和应用达200多种，应用技术日臻完善。美、英、日、德、俄等国的除草剂产量比重特别高，占本国农药总产量1/3以上，且大量外销世界各地，经济效益十分显著。新中国成立初期，仅有一种亚砷酸钠的除草剂，以后不断发展增多，目前已拥有大量多系列的除草剂品种，开始大规模地应用化学除草技术，广泛为农业生产服务。实践证明，化学除草是一项易于推广应用，省工省时，降低成本，提高生产力，增产增收的重要技术。

川贝母主要种植于1800～4000m的高山、山间坝区。因高山、坝区农田较少，

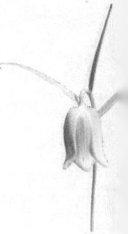

多以集中开垦灌丛、草甸土、生荒地种植贝母，土层深厚，腐殖质含量高。这同时也是暖性灌丛、杂草的最佳生态环境，构成了强大的杂草优势群体，这给贝母生长构成了致命的威胁。川贝母的主产区为高山牧场，草地以禾本科草和豆科牧草为主，杂以绣线菊、地榆、蒿类等其他植物。贝母田间的杂草分布种类基本与牧区一致。据初步调查，贝母的主要杂草种类多达27科74种以上。这些草类又以禾本科、豆科、菊科杂草占主要优势，多数为优质牧草，但对于贝母来说却成了可怕的天敌。贝母区内，肥水条件优越，更加滋长了杂草的强大优势。借助风力传播，草地随时会带来大量的杂草种子，因而杂草种类繁多，丛生密度很大。据田间抽样统计达225～702株/平方米，出现频率高于60%的主要杂草达10种以上。5月份以后杂草生长十分旺盛，据调查，杂草平均日增株高达1～3cm，最大覆盖厚度可达60～80cm，晴日测定光照强度低于300勒克斯，对贝母生长危害极大。

（2）川贝母夏眠化学除草技术

①应用除草剂的选择原则：贝母为常用中药供人食用，因此，在实施化学除草过程中，必须根据以下三项原则选用除草剂：一是选用现代高效除草剂；二是不干扰影响贝母作物正常生长，对增产有利；三是残留期短，对土壤环境不造成污染。即选用高效、低毒或无毒、无残留的除草剂，实现较大的生态效益和社会经济效益。

最理想的除草剂是具有高度选择性的除草剂，既能高效广谱地杀灭杂草，而又对作物保障安全。在实际应用中，针对特定作物的专化性除草剂是不多见的，目前国内应用的选择性除草剂，均不适宜在贝母上使用，达不到有效杀死杂草、安全保护贝母正常生长的目的。为解决这一难题，依据贝母具有夏季休眠的特点，提出采用川贝母夏眠化学除草的新思路，此期间贝母已经倒苗，休眠于地下，避开与药剂接触，实施药剂杀灭杂草而对贝母无害。

②川贝母除草剂的筛选

• 草甘膦水剂（15%）：草甘膦（又名镇草宁、农达），为20世纪70年代中期美国推出的新型高效、低毒、低残留内吸传导广谱性除草剂，其作用机制是干扰植物体内氨基酸的合成，15～20天植株死亡。药剂接触土壤后立即钝化失活，移动性小，很快被微生降解。所以对贝母既安全，又无残留污染。

有效剂量：每亩用量1.5～2.0kg，兑水45～60kg喷雾，防除效果可达90%以上。

• 克芜踪水剂（20%）：克芜踪（又名百草枯），由英国进口，为广谱触杀性除草荆，绿叶一经接触药液，2小时后便枯死，是一种快速杀灭杂草的新型除草剂，其作用机制是药剂进入植物体内产生过氧化物，破坏光合作用中的电子传递而起毒杀作用。施药后半小时下雨，药效不受影响，药液接触土壤后完全钝化，4小时后分解，具有使用方便、用量少、无残留等特点。缺点是无传导作用，凡未接触药物部分杀伤力不大，不能杀死宿根性杂草的根部，造成杂草再生。

有效剂量：每亩用量220ml兑水45～60kg喷雾。防除效果可达90%以上。

• 二甲四氯可湿性粉剂（20%）：为选择性内吸传导激素型除草剂，可杀灭大部分阔叶杂草，而对禾本科杂草无效。其作用机制是破坏植物生理功能，丧失生活能力，植株茎叶扭曲畸形，肿裂脆断，根系生长受阻。施药3～7天后开始死亡。药剂

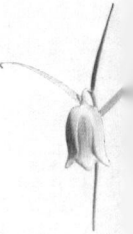

在土壤中迅速分解，移动小，对土壤无残留。

有效剂量：每亩用量600g兑水45～60kg喷雾。防除效果95%以上。

· 盖草能水剂（12.5%）：盖草能水剂为内吸传导选择性除草剂，对杀灭禾本科杂草有特效，而对阔叶杂草完全无效。其作用机制是抑制根茎分生组织的生长，导致节间幼嫩组织坏死，从而使杂草死亡。

有效剂量：每亩剂量100ml兑水45～60kg喷雾。防除效果可达100%。

此外，二甲四氯和盖草能分别可高效杀灭阔叶杂草和禾本科杂草，同时，二者均为中性药剂，可以采取混合使用，综合两种药剂的长处。有效剂量：每亩用量20%二甲四氯可湿性粉剂550g加12.5%盖草能70ml，即可全面杀灭各类杂草，防除效果可达90%以上。

③川贝母除草剂的评价：药效评价4种药剂都是高效、低毒、低残留或无残留的理想药剂，采用合理的剂量，其除草效果都是十分满意的，其中草甘膦是理想的夏季除草剂，克芜踪虽有不杀根的美中不足，用于春季清除荠菜、繁缕等1年生杂草却有特效，而且用量省，使用方便。盖草能、二甲四氯等不仅可以单独用作杀灭田间优势群落禾本科杂草或阔叶杂草，而且可以二者混用，成为具有广谱除草效果的优良除草剂。

（3）川贝母化学除草剂的应用 贝母田间杂草可分为冬、夏两季杂草，冬季杂草以1年生为主，夏季杂草复杂多样，为宿根性杂草和1年生速生性杂草。每年可实施春、夏、秋3次除草，即可基本解决草害问题。采用克芜踪实施春季除草，扑灭田间1年生杂草，保持畦面干净。采用草甘膦夏、秋2次除草，解决头茬、二茬夏季杂草。3次除草都要尽可能掌握一个"早"字，提早1天都具有极大意义，杂草幼嫩，生长量小，既省药省工，又能及早解除贝母草害。

贝母播种后的翌年春天，杂草并不突出，畦面比较干净，待6月下旬贝母倒苗后，立即抓紧晴天开展除草工作，采用3MF-26型喷雾器或工农-16型喷雾器均可，以每亩用5%草甘膦2kg剂量喷雾除草，8月下旬或9月上旬（视草情和天气而定），重复以同方法同剂量喷雾杀草1次。此后配合覆土上畦，全年杂草即可基本解决。

2～3年生贝母除草是关键，必须采取春、夏、秋3次除草，方能解决杂草问题。3月中旬，贝母尚未出苗，每亩用20%克芜踪200ml剂量喷雾扑灭1年生杂草。第二、第三次改用5%草甘膦药剂，除草时期和方法与上年相同。

第4年，首先搞好春除。初夏，待夏季杂草萌发后，根据"除小、除早"的原则，实施人工除草1次，4年生贝母植株已相对较大，仅采取精细拔除草芽，已不会造成伤苗。7月，贝母已进入收获期，已无必要施行除草，以节约生产成本。

（4）小容量喷雾技术的应用 随着我国农药、除草剂的广泛应用，施药喷雾技术也在不断完善。由普通手动喷雾技术发展为小容量喷雾技术，这是植保技术的一大改革创新。其方法十分简单，只需将普通喷雾器的喷头片孔径由+1.3mm更换为+0.7mm，即可施行小容量喷雾。作用原理是提高了药剂的分散度，由于雾滴的细度加大，吸附能力相应增强，覆盖密度增大，防除效果显著提高，具有省工、省药、省水等优点，具有较高的推广价值。

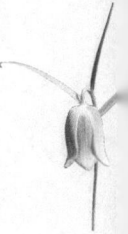

（5）机动喷雾技术应用 川贝母夏眠期除草，时间性极强。因为夏季杂草长势迅猛，待贝母一经倒苗，力求提早1天杀灭杂草，使贝母早日摆脱草害，对生长有利，同时杂草幼嫩，易于杀灭，还可节省药剂和人工。另一方面，高山夏季雨天多，必须选晴天安全施药，以确保除草效果，否则将事倍功半。手动喷雾，一般每个工日可喷667～3335m²，而且劳动强度大。采用3MF-26型背负式弥雾喷雾机进行机动喷雾除草，具有喷幅宽、雾滴小、射程远、速度快等优点，完全满足大面积贝母生产及时除草作业的需要。由于采用机动喷雾，高效省时，可抢晴天及时杀灭杂草，为贝母正常生长提供了更可靠的保障。生产应用单位，每200亩贝母面积购置一台喷雾机，即可满足常年除草作业的需要。如果进一步配套小容量喷雾技术，其效率更高，成本更低，经济效益就更宏大。

（6）有效地提高贝母保苗率 一般地说，川贝母有收无收的关键在于保苗的实际效果，而保苗的关键又在于除草效果。因此，除草技术是贝母生产中的头等大事。总结人工除草导致损苗严重有3个方面的原因，一是杂草根系发达，人工强行拔除，会夹带拔起贝母苗而造成损失，即使未拔起的苗子，由于土壤松动，贝母根系受损，经太阳曝晒，也要萎蔫死亡一部分。二是人工除草进度慢，花工量大，难免贻误农时，造成草害，贝母萎死。三是拔草次数频繁，4年中累计达20次之多，每次损失一点，4年累计数量惊人，因而保苗率极低，影响贝母密度和产量。采用安全有效的化学除草，快速彻底地杀灭杂草，可以杜绝多方面的损苗，根除了草害，保蓄了水肥，对贝母生长极为有利。突出的反应指标是贝母保苗率有较大幅度的提高，据调查，凡应用化学除草的贝母田间，2年生保苗率可达71.5%，3年生保苗率可达50%，4年生最终保苗率可达39.8%，一般人工除草的最终保苗率仅12.2%。如将播种量差异因素计算在内，作综合比较，则最终保苗率可提高1～2倍。

4. 施肥管理

贝母的合理施肥是多收少收的关键。川贝母是喜肥作物，施肥水平不同，其产量也大不一样。高产施肥技术包括底肥、追肥和叶面喷肥3个方面。

（1）川贝母的营养生长基础　贝母的商品种植周期全部处于苗期生长阶段，即营养生长周期。以往的研究对川贝母营养生理已作过探索，苗期的茎叶和鳞茎对氮、磷、钾的积累量较大，约为花期的2倍，表明苗期为典型的营养生长时期，以大量的营养积累为主导。此外，家种的川贝母较野生贝母氮、磷、钾养分积累要高得多，这反映了川贝母的喜肥特性。川贝母为浅须根作物，根系分布于腐殖化程度高的表土层，吸收足够的有机营养和矿质营养，构成贝母特定的基本生活型和生态系统，这同样反映了川贝母的喜肥特性。在实际生产过程中，追施速效肥料，贝母叶色变化明显，叶色浓绿，叶片增大变厚，鳞茎增长迅速。说明了川贝母具有敏感的需肥特性。因此，在贝母生产周期内，满足其营养生长阶段的需肥要求，合理地提供充足的水肥条件，是夺取川贝母高产的根本途径。

（2）重施底肥和冬肥　贝母生长应重施底肥和冬肥，效果较好。1年生贝母播种时，应施足底肥，并以有机肥为主，为贝母生长打下营养基础。每亩用羊粪水1500kg、土杂肥2500kg、过磷酸钙100kg、复合肥50kg的较高用肥量。将磷肥和土杂

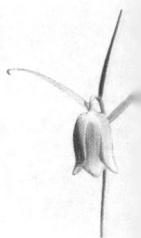

肥按用量均匀施入畦面，撒种后再面施复合肥，然后统一泼施羊粪盖好，最后畦面掩盖1.5cm细土。

第二、三年10月上中旬，改底肥为重施冬肥上畦，每亩采用羊粪水3000kg、土杂肥2500kg、过磷酸钙100kg、尿素20kg，撒施磷肥和尿素后，施入羊粪水，再盖上土杂肥，然后清理畦沟，将碎土上畦覆盖畦面，土杂肥与碎土总厚度保持3cm左右，覆盖厚度不能过厚，否则会影响出苗。各年施肥的数量和方法相同。

重施底肥对贝母的营养生长效应十分突出，直观的效应是叶色浓绿，叶片长大而肥厚，倒苗期推迟3～5天，植株生长势明显强于低肥区。

（3）合理巧施　4月下旬齐苗期和8月下旬发根初期，分2次追施速效肥。1年生贝母每亩每次用肥量为尿素10kg、过磷酸钙25kg、草木灰40kg，2～4年生贝母用量为尿素12.5kg、过磷酸钙40kg、草木灰50kg。施用方法：分别将尿素、过磷酸钙、草木灰均匀撒施畦面。4月下旬，雨量已渐丰富，肥料经雨水浸润于表土，满足贝母营养需求。施用追肥1周后，畦面的贝母苗即出现明显效应，追肥区较普通贝母田块表现叶色浓绿，进入倒苗期后，效应仍然明显，较普通田块倒苗期可延后3～5天。

但经观察发现一个问题，贝母追施速效肥，既能促进贝母生长，也促进了杂草生长，鉴于生长期内不能实施化学除草，因而极容易造成草害。此矛盾1年生时不十分突出，2年生以后矛盾已发展尖锐，特别是8月下旬施肥，矛盾更加突出，杂草十分旺盛，反过来会干扰贝母正常生长。采取相应措施于4月下旬追肥前，进行1次人工除草，精细拔除草芽，然后实施追肥，矛盾可得到缓解。8月中旬，贝母正值倒苗休眠期，鳞茎处于地下，用5%草甘膦及早施行化学除草，并将其枯苗割除干净，继续选用20%克芜踪将二茬草芽扫尽，再行实施追肥。实践证明比较适宜，矛盾得到基本解决。经过进一步商品测产验证，采用除草措施为保障的基础上实施追肥，高肥水平的产量最高，可增产29.7%。在未采取根除草害的情况下实施追肥，增产效应并不明显。其原因是，追肥增产效应被草害的负效应所掩盖，导致最终产量也受到影响。表明追肥措施必须以除草措施为条件，才能有效地创高产，否则适得其反。

（4）酌量喷施叶肥　叶面喷肥（根外追肥）技术已广泛用于农作物，借助喷施叶肥，作为对追肥措施的有益补充，通过叶肉组织细胞吸收速效养分，拓宽了养分吸收的途径，对促进作物生长发育有利。

4月中旬，于贝母齐苗期，施1次叶面追肥。选用0.5%尿素加0.5%磷酸二氢钾配液，以"小容量法"施行叶面喷雾，对提苗和加深叶色效果很好。5月下旬，于贝母生长后期，可再喷雾1次，对延缓倒苗有良好效果。

5. 排灌水

一年生和二年生贝母最怕干旱，特别是春季久晴不雨，应及时洒水，保持土壤湿润，久雨或暴雨后注意排水防涝。冰雹多发区，还应采取防雹措施，以免打坏花茎、果实。

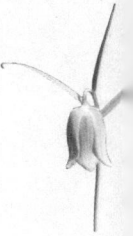

（四）常见病虫害防治技术

由于川贝母生长在高海拔寒冷地区，所发生的病、虫害并不多，即使有发生，多数未能达到危害而影响产量的程度。

1. 川贝母病害防治

常见的川贝母病害主要有两种：立枯病和锈病。

（1）立枯病　高山夏初气温低，雨水多，1年生贝母幼苗遇冷偶尔会发生立枯病，表现症状是近地面的叶基部腐烂萎蔫而猝倒，但危害并不严重。如有发现，除注意排除积水外，可在发病植株周围喷洒1：1：100波尔多液消毒，即可得到控制。

（2）锈病　川贝母锈病的病原与麦类锈病相同。由冬麦区小麦锈病夏孢子借助风力传播使贝母感病，另一个传播途径是一种高山植物小檗，也是小麦锈病病原的寄主。因此，同处高山区域的感病小檗锈病孢子传播同样能使贝母致病。通常要求贝母种植区最好远离冬小麦区，同时也应避开小檗繁殖较多的区域。所幸的是，川贝母感锈病并不严重，发病率为5%～15%左右。川贝母锈病常发生于5～6月，病株叶背生白色疱状病斑，疱状病斑破裂后散出白粉，为病原孢子囊。1～2年生植株发病率较高。

防治方法：选离麦类作物较远，或不易被上河风侵袭的地块栽种；整地时清除病残组织，减少越冬病源；增施磷、钾肥或降低田间湿度，增强抗病能力；发病初期可用1：1：120倍波尔多液喷雾进行防治，效果较好。或用25%敌锈钠500倍液加少量洗衣粉喷雾防治。

2. 川贝母虫害防治

（1）金针虫 4～6月份为害，经观察虫口密度达1.44条/m^2。防治方法：在危害时期，用烟叶2.5kg，或用烟叶茎秆、根头熬制成75kg原液，同时用每1kg原液加水30kg灌穴，效果较好。

（2）小地老虎 主要危害咬食茎基部。防治方法：可于早上8～9时到田间查寻人工捕捉，虫口密度较大时可用90%晶体敌百虫拌毒饵诱杀。

3. 川贝母鼠害防治

（1）草原鼢鼠对川贝母的危害 生长在高山草地区域的川贝母，最具威胁性的天敌除了草害以外，就是鼠害。贝母在长达4年的生长期中，如不对鼠害加以控制，毁灭性地危害程度可达50% ～100%。危害贝母的鼠类，主要种群是中华鼢鼠和草原鼢鼠。该小动物具有常年营地下生活的习性，终年处于地下10～25cm表土层内活动，并具有厌光的特性，基本上不到地面上活动。鼢鼠主要寻食土内的小昆虫或带汁的草根。

鼢鼠对贝母的危害，不仅在于咬食贝母，主要在于鼢鼠的活动土层范围，刚好也是贝母生长的土层深度范围。由于鼢鼠长年累月掘洞活动，极大地破坏了土壤结构，毁坏了贝母的根系，在贝母着生的层面内，几乎成了松散的孔隙，严重影响了贝母的生长。长达4年的集中危害，会给贝母带来毁灭性的损失，甚至造成贝母颗粒无收。

（2）草原鼢鼠危害防治方法 由于鼢鼠长年处于地下活动，通常应用的灭鼠方

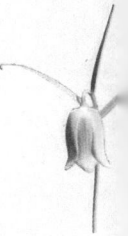

法包括地面毒杀、捕杀，蛇和猫头鹰等天敌均效果不明显。通过反复探索，总结出以下较有效的防治方法。

①开挖防鼠大沟：鼢鼠有怕光的习性，不到地面活动。当鼢鼠掘洞快要挖出洞口时，它会自觉拐弯转移方向掘洞前行，绝不挖出洞口跑到外面来。因此，采取在田地四周挖一道宽50cm、深50cm的防鼠大沟，当鼢鼠挖掘到沟壁，它会折转而不会穿越防沟侵入贝母地内栖息。

②利用鼢鼠怕光，射杀鼢鼠：当人们把它的洞道挖开后，只要鼢鼠见无动静后，很快就会用后肢倒退推泥堵塞洞口。可采取在洞口安装活动弩箭，当它拼命推泥堵塞洞口时，击发了弩箭机关，通常十发九中。采取专人寻查安箭捕杀，一个人工每天可射杀5～8只鼠。尽管方法较为简单、原始，但却十分奏效。必须固定专人长期承担巡回灭鼠工作，探查活动规律，掌握鼠情，定时定点诱杀。一个人工可专管防治鼠害面积300～400亩。

③调制香毒饵诱杀：采用菜籽饼研粉加安全有效的灭鼠剂或敌敌畏掺拌成香饵埋于贝母地内，每45～60m^{2}面积地内布置10～15个点，各点用量100g左右，鼢鼠嗅觉灵敏，闻到香味后，掘洞前来取食，可以诱杀鼢鼠，有一定效果。

④利用有气味的蔬菜驱鼠：在贝母种植地内适当撒播一些芫荽，或在地的四周栽植烟叶，有一定的驱鼠作用。

⑤声呐或超声波驱鼠：利用超声波驱鼠器，声呐干扰，迫使鼢鼠逃离，达到驱鼠的目的。

三、采收与产地加工技术

（一）川贝母适时采收的年限和季节

1. 不同收获年限和收获季节对产品质量的影响

川贝母产品收获期包括不同收获年限和不同收获季节两个概念。不同收获期对产品加工质量有明显影响，3年生和5年生以上采收产品，其加工质量不理想，颗粒不饱满，灰白色，粉性不足。以4年生采收的产品质量最佳，饱满色白，粉性足。在4年生收获期中，成株期和夏眠中期收获产品质量欠佳，以倒苗末期采挖加工产品质量最好，产品外观饱满色白，质坚，粉性足。

2. 不同收获方法的产品折干率百分比的变化

不同收获期的产品加工折干率百分比也不一样。其变化动态也以4年生倒苗末期采收产品最高，达33%。3年生或生长成株期产品折干率较低，为30%左右或更低。5年生或倒苗过久收获产品折干率也低，通常在33%～35%之间。此外，以鲜贝母及时水洗晾干水气后加工产品成色好，折干率高达37%～38.5%，不经水洗，直接加工的产品折干率低（30%～35%之间），且严重影响成色。在正常范围内，高肥水平产品不仅产量高，加工折干率也高，成色也好。

综上所述，家种川贝母的最佳采收年限为4年，最佳采挖季节为贝母倒苗末期（6月下旬至7月上旬），及时抢晴天采挖加工，可获得质量上乘的优质川贝母商品。

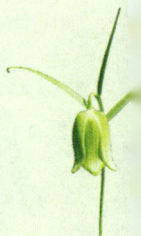

（二）采收方法

家种川贝母6月下旬进入倒苗末期，7月上旬，贝母完全倒苗，在此期间，应及时收挖商品贝母，过早或过晚采收都会影响贝母的产量和质量。采收贝母一定要选晴天，土壤干燥疏松时进行。由于贝母颗粒较小，因而采收是一项极精细的工作。调集15～20名较有采收经验的药工，自带小凳子，坐着用小药锄仔细翻挖，采挖深度15～20cm，每翻挖一锄，务必将贝母捡尽后再挖，有条不紊地进行，不能忙乱马虎，否则严重影响产品回收数量。挖后的砂土，随即反复翻挖清理两次，直至将贝母捡干净为止（俗称：淘砂）。即便如此，通常仍会有3%～5%的贝母无法回收干净。

一边收挖的同时，一边派专人将贝母及时收集运送到水源便利的地方水洗。采用筛孔较密的竹筛淘洗贝母，认真清除泥砂杂物，尤其要把贝母基部的黑色残留物清除干净，否则加工后影响商品成色。洗好的贝母呈嫩白色，用竹席或簸箕摊放，晾干水气后，立即送入烤房，及时烘烤加工。放置过久或隔日加工，鲜鳞茎经空气氧化，表皮变黄，加工后严重影响商品成色。

回收的贝母中，有一部分颗粒过小，不仅加工商品率低，质量又不好。可将这部分小籽筛选出来，选择肥沃壤土加大密度栽植培育，再以高水肥精细管理1年，产量将大幅度增长，可显著地提高种植效益。

（三）川贝母药材的加工

川贝母的加工技术直接影响商品质量和疗效。川贝母产品加工是一项技术性极强的工作。过去较长时期内，川贝母均采挖野生资源作商品，数量不多，一般

1～2kg或更少，比较零星。通常加工方法多采用生晒或炉边烘烤，由于难于控制温度，一般成色都不佳，呈灰白色或微黄色，油子多。现分别对川贝母加工的几种方法介绍如下。

1. 石灰乳浸泡加工法

选晴天将贝母鳞茎挖起，除去泥砂、残根、杂质。按100kg鲜贝放入15kg石灰的饱和石灰乳溶液中，浸泡24小时沥干后，再拌细石灰粉一层，经约需40小时烘干过程后，筛去外皮和石灰粉即成。

2. 硫熏法

将采收的鲜贝母装入熏灶，用硫黄烟熏透。检验方法：在贝母断面以医用碘酒涂上，立即显白色为度。取出薄摊炕灶上，以40～50℃的温度烘至九成干，装入麻袋摩擦并适当冲撞，搓去泥砂，再用0.5%明矾水迅速淘洗1次，除去灰尘、残皮。继续烘干即成。

（1）加工时间　熏硫时间平均10小时，干燥时间平均为17.7小时，累计加工时间为28小时；石灰乳浸泡加工，浸泡时间24小时，干燥时间为43小时，累计加工时间为67小时。二者比较，硫熏法较石灰乳浸泡法加工干燥时间缩短39小时。

（2）加工成品率　硫熏法商品加工成率平均为41.9%，石灰乳浸泡商品加工成率平均为32.8%，前者较后者干重平均高9.1%。由于贝母在石灰水中浸泡和洗涤过程中会产生部分损失，导致成品率降低。

（3）两种加工方法商品外观质量比较　硫熏法加工商品特征为色白、光洁、粉

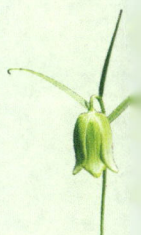

性足、油子熟子少；石灰乳加工商品特征为色灰白、外皮附有石灰粉末、粉性差、油子熟子多。

（4）加工成品主要化学成分比较　两种加工方法所得贝母成品的粗皂苷收得率相等，均为0.4%，而总碱含量硫熏法加工品为0.16%，石灰乳加工品为0.30%，这是因为石灰的钙离子与贝母中有效成分结合成螯合物，且氧化钙使生物碱游离而引起总碱含量变化，薄层图谱反映了这一特征。

3. 家种川贝母加工

按鲜鳞茎大小分等，单个鳞茎重10g左右的为大号、5g左右的为中号、1g左右的为小号。分别洗净，去残根，装入竹筐内，加入适量花岗岩碎石，来回摇动3～5分钟去皮，稍洗后，将大号贝母切成约2mm厚度薄片，中号贝母采取分瓣，日晒8小时，与不去皮切片、分瓣日晒加工作比较，去皮切片处理易于干燥，色白，不去皮处理干得慢一些，色泽灰暗；去皮分瓣与不去皮分瓣的情况与上一致。小号川贝母去皮日晒与不去皮情况也相一致，去皮日晒的小号贝母色白，不去皮日晒色黄，油子率高达30%以上。其原因是，贝母表皮组织含有较厚的角质层，其薄壁细胞中含有油珠状物质，而且家种品所含油珠状物质明显高于野生贝母。这是产生不易干燥和易产生油子、黄子的根本原因。

在完善加工技术过程中，进一步探索出贝母经麻袋内冲撞去皮后，置竹席上曝晒，待观察到表皮有显黄色的迹象时，将变黄的贝母选出，装入麻袋再次冲撞去皮处理，然后再置竹席上曝晒。在晴好天气情况下，可如此反复进行多次，直至贝母上粉时，即可一口气晒干，干燥后的贝母成色漂亮。

4. 川贝母"两段温控"加工工艺

川贝母的地下鳞茎，为加工中药材川贝的植物来源。根据川贝母的规模化生产的产品加工需要，制定出一套"两段温控"川贝加工新工艺，投入到生产中应用，效果良好。

（1）贝母加工温度控制　贝母干燥加工应根据先高温杀死酶活性，后挥发干燥水分的原理进行。贝母加工宜选用50～60℃的温度指标来进行。

（2）阶段变温　加工中采用阶段变温处理，以65℃烘烤5小时降至45℃再烘烤7小时至干，可获得质量上乘色白粉性优良的川贝母商品。凡外观色泽灰暗者，是因温低所导致；而表皮粗糙者，是因温度过高产生气泡所致。

（3）设置铺垫物和覆盖物在产品加工中的作用　凡以搪瓷盘盛装贝母进行烘烤加工，产品会产生部分油子，出现半边黄、半边白的现象，这显然是在加温过程中传热不均所致。用硬纸板铺垫和覆盖卫生纸进行加工，情况大有好转，这是因为贝母缓和受热均匀散发水气而致，使产品色泽美观。

（4）鲜贝水洗与不水洗处理加工质量比较　采取将鲜贝母迅速水洗，清除残留物，沥干后10～20分钟即可晾干水气，进入加工阶段，所得产品色泽美观，同时折干率也略有增加。不经水洗加工的产品，折干率反低，附着的黑色残留物，即使经过揉搓也无法去除，严重影响产品外观色泽。

（5）烘烤加工过程中，翻动与不翻动同产品成色质量的关系　在温度稳定的条件下，全过程中任何时候，翻动与不翻动和产品加工质量无关。加工过程中，可以适当翻动，检查贝母加工火候和判定估测继续烘烤的时间，并不影响产品质量，但应以不引起室温急剧下降为前提。

（四）川贝母药材的炮制

1. 古代炮制方法

明代始有糯米拌炒，米熟去米用（《必读》）的方法。清代增加了炒制（《玉衡》）、药汁制，采用四制法，第1次用大附子、童便、烧酒、韭菜汁制，第2次用雪蛤蟆，亦有酒韭汁制，第3次用吴茱萸、酒韭汁制，第4次用公丁香、酒韭汁制，共分4次制完（《拾遗》）、面炒黄（《增广》）、蒸制（《笔花》）等炮制方法。

2. 现代炮制方法

取原药材，除去杂质，用水稍泡，捞出，闷润后掰瓣去心，干燥，或碾成细粉；或略淘，润软，切极薄片，干燥。

第4章

川贝母特色
适宜技术

一、范围

本技术适宜于四川省阿坝州地区川贝母田间生产过程，包括品种选择、选地、整地、播种、施肥、除草、病虫害防治、采收等管理措施。

（一）术语和定义

1. 川贝母 Fritillariae Cirrhosae Bulbus

百合科植物川贝母（*Fritillaria cirrhosae* D. Don）、暗紫贝母（*Fritillaria unibracteata* Hsiao et K.C.Hsia）、瓦布贝母〔*Fritillaria unibracteata* Hsiao et K.C.Hsia var. *wabuensis*（S. Y. Tang et S. C. Yue）Z. D. Liu, S. Wang et S. C. Chen〕、太白贝母（*Fritillaria taipaiensis* P.Y.Li）、甘肃贝母（*Fritillaria przewalskii* Maxim）、梭砂贝母（*Fritillaria delavayi* Franch.）的干燥鳞茎。川贝母商品按性状不同主要习称"松贝""青贝""炉贝"和"栽培品"。

2. 松贝

呈类圆锥形或近球形，高0.3～0.8cm，直径0.3～0.9cm。表面类白色。外层鳞叶2瓣，大小悬殊，大瓣紧抱小瓣，未抱部分呈新月形，习称"怀中抱月"；顶部不合，内有类圆柱形，顶端稍尖的心芽和小鳞叶1～2枚；先端钝圆或稍尖，底部平，微凹入，中心灰褐色的鳞基盘，偶有残存须根。质硬而脆，断面白色，富粉性。气微，味微苦。

3. 青贝

呈类扁球形，高0.4～1.4cm，直径0.4～1.6cm。外层鳞叶2瓣，大小相近，相对抱合，习称"观音合掌"。顶端开裂，内有心芽和小鳞叶2～3枚及细圆柱形的残茎。

4. 炉贝

呈长圆锥形，高0.7～2.5cm，直径0.5～2.5cm。表面类白色或浅棕黄色，有的具棕色斑点。外层鳞叶2瓣，大小相近，顶部开裂而略尖，基部稍尖或较钝。

5. 栽培品

呈类扁球形或短圆柱形，高0.5～2cm，直径1～2.5cm。表面类白色或浅棕黄色，稍粗糙，有点具浅黄色斑点。外层鳞叶2瓣，大小相近，顶部多开裂而较平。

（二）物种来源

本技术适宜于植物来源为暗紫贝母（*Fritillaria unibracteata* Hsiao et K.C.Hsia）人工栽培。

（三）海拔、气候、土壤要求

1. 海拔

海拔3000～4000m的高山针阔叶混交林和高原草甸地域。

2. 气候

海拔较高的高寒地区，一般年均气温为0～6℃；年均降雨量700～800mm。

3. 土壤

以有机腐质含量高，疏松透气保水好的砂性土壤为好，过砂不利于保水、保肥。过黏土壤易板结，通气不好，不利于暗紫贝母生长。土壤耕层适宜厚度为30～40cm。

（四）种子准备

1. 种子采收

从7月中旬植株花谢、果皮颜色转为枇杷黄（深黄）色时起陆续采收。采收时，截取果穗，捆成束，晾于阴凉干燥处备用。

2. 种子处理

一般采用草木灰浆浸种的处理方式。将当年采收种子与草木灰浆（草木灰与水的比例为1:1）混合均匀，置于低于5℃温度下放置30天以上至第二年春播（图4-1）。

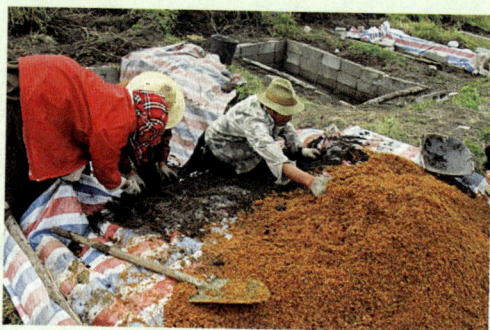

图4-1　川贝母种子处理

（五）选地整地

选择土壤肥厚、腐殖质丰富的地块，每亩施有机肥500～1000kg；如土壤肥力较差，可每亩施腐殖土3000～5000kg，整地时与表层土混匀，耙细整平，拣去杂草、石块，耙细整平。开厢，厢面宽1.2m、沟深20cm。

（六）播种

1. 播种时间

春季土壤解冻后，4月上旬至4月下旬。

2. 深度

播种深度以1.6～2.4cm为宜。

3. 用种量

每平方米5000粒。

4. 方法

以条播为主，与厢沟垂直开挖，槽宽20cm。播种后，覆土1.6～2.4cm，然后于土面上浇适量水或清粪水（由畜粪尿和水以1：3比例混合，以下同）。

5. 种苗培育管理

川贝母一年生和二年生种苗不需翻挖。在其生长期每10天施用一次清粪水，每亩用量为750～1250kg。表层土壤干燥时需及时浇水，保持土壤湿润。

（七）鳞茎移栽

川贝母生长2年后，每年进行翻挖移栽调整密度。

1. 鳞茎翻挖时间

8～9月倒苗后。

2. 移栽密度

（1）二年生和三年生　对翻挖鳞茎进行分级栽种。具体要求应符合表4-1的规定。

表4-1　二年和三年生鳞茎的分级栽培标准

鳞茎鲜重（g）	栽种深度（cm）	亩用量（kg）
<2	3	50
2～5	6	100

（2）四年生和五年生　具体要求应符合表4-2的规定。

表4-2　四年和五年生鳞茎的分级栽培

鳞茎鲜重（g）	栽种深度（cm）	亩用量（kg）
2～5	7	80
5～8	9	200
8～20	14	400
20～50	16	500

3. 移栽方法

（1）鳞茎消毒处理　用浓度为50%的多菌灵可湿性粉剂500倍浸泡繁殖鳞茎0.5～2小时。

（2）方法　将鳞茎顶部（心芽）垂直朝上，均匀地摆放于槽底，栽种深度3.5～4.5cm，然后用土将鳞茎覆盖，抚平表层土壤，施以清粪水，用量为650～900kg。鳞茎翻种培土完毕后，用处理后的树叶覆盖越冬（图4-2）。

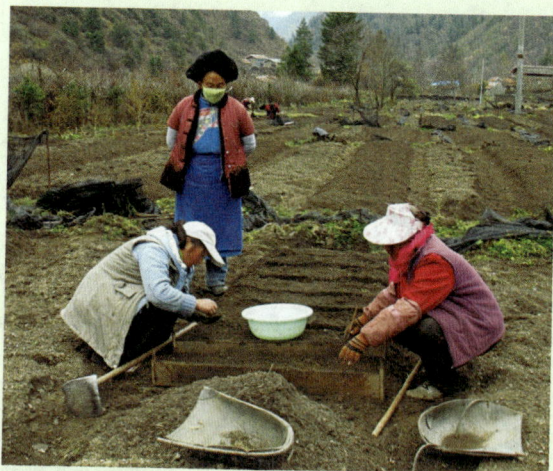

图4-2　鳞茎移栽

（八）田间管理

1. 保水与排涝

开挖排水沟防涝。在整个生育期保持土壤湿润，以手捏能成团，50cm高处落下能散开为宜。

2. 追肥

川贝母生长期内的肥料施用应符合DB51/338的规定。

一年生和二年生川贝母地块每年每亩施用氮肥以纯N计为18.4～23.0kg。

三年生地块年施用量为23.0～27.6kg。

四年生以上地块年施用量为36.8kg～46.0kg。

同时配合适用磷肥和钾肥：每亩追施磷肥以P_2O_5计10.0～15.0kg、钾肥以K_2O计10.5～18.5kg；当川贝母植株生育不良、叶片发黄时，应适时喷施叶面肥，以速效氮磷钾肥为主，适宜浓度0.2%～0.5%。

3. 遮光、保温管理

第一年及第二年遮阴棚透光率为20%～30%；第三年透光率为40%。四年以上可采用与其他较高大植物（如胡豆、火麻等）套作的方式调节光照强度；遇气候异常炎热可另采取遮阴措施，荫棚透光率以70%为宜。有条件的地方越冬及初夏温度开始变化时，将经粉锈灵杀菌处理后的树叶均匀撒于土面上，厚度约2cm。

4. 除草

人工除草，在杂草高度约1cm时及时拔除（图4-3）。

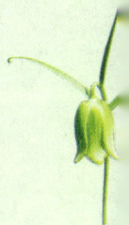

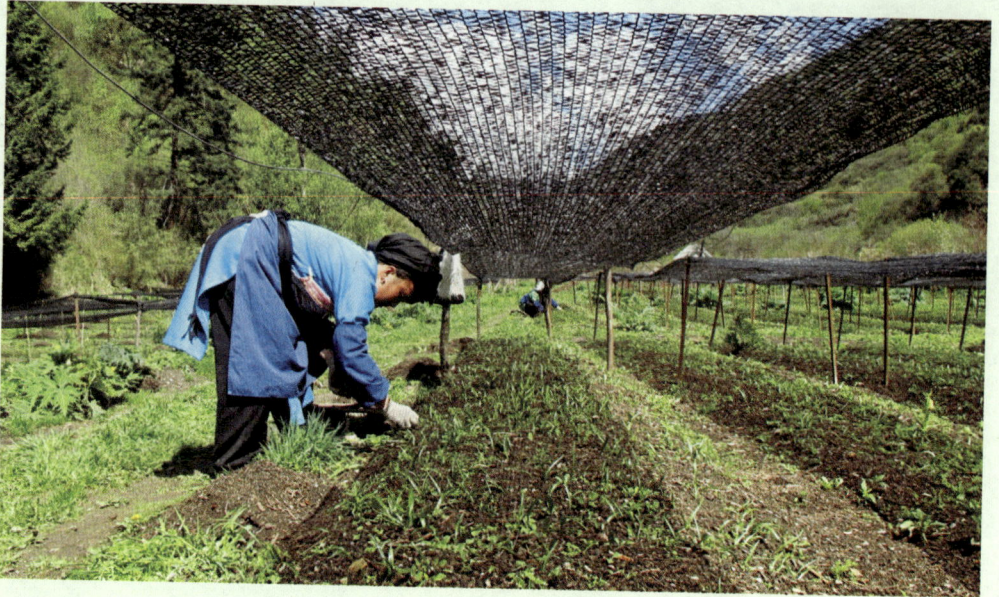

图4-3　人工除草

5. 病虫害防治

农药使用应符合DB51/337规定。

贯彻"预防为主，综合防治"的植保方针。以农业防治为基础，提倡生物防治和物理防治，科学应用化学防治技术的原则。

（1）病害　主要病害有菌核病、锈病、白腐病、立枯病等。

防治措施：①轮作、高畦种植；②施用充分腐熟的农家肥；③经杀菌处理后的树叶作为覆盖材料。

（2）虫害　主要虫害有小地老虎、蛴螬、线虫、老母虫、金针虫等。

防治措施：在每年初春整地时，每亩施用约150g辛硫磷与腐质土充分拌匀。其他防治措施参见表4-3。

表4-3 栽培川贝母常见病虫害防治方法

名称	防治时期	推荐农药与方法	安全间隔期
菌核病	鳞茎栽种前	50%多菌灵可湿性粉500倍液浸种25分钟	≥15天
	发生时	50%多菌灵可湿性粉800倍液灌窝	≥15天
锈病	发生时	10%苯醚甲环唑600~800倍液喷洒	≥20天
白腐病	发生时	50%多菌灵可湿性粉800倍液灌窝	≥15天
立枯病	发生初期	病株喷施1∶1∶100的波尔多液	≥5天
蛴螬	危害期	90%晶体敌百虫1000~1500倍液灌窝 50%辛硫磷500倍液浇灌根部	≥28天 ≥5天
小地老虎	危害期	90%晶体敌百虫拌毒饵诱杀 50%辛硫磷1000倍液施在幼苗上或幼苗根际处	≥28天 ≥5天
蚂蚁	危害期	0.5%敌百虫液加少许红糖浸纸片或玉米芯片置贝母地四周或地内诱杀	≥5天

（3）鼠害 主要鼠害为高原鼢鼠，防治方法参见表4-4。

表4-4 栽培川贝母鼠害（高原鼢鼠）防治方法

防治时期	推荐方法
整个生长期	1.防鼠大沟：在川贝母种植地四周开挖一道宽50cm、深50cm的防鼠大沟 2.香毒饵诱杀：采用菜饼研粉、麦子炒香拌加灭鼠剂或敌敌畏诱杀 3.弩箭射杀：在鼠情较严重时，在鼠洞口安装弩箭射杀

二、采收与产地加工技术

（一）采收技术

1. 采收年限

以栽培三年（松贝）至5年（青贝）采收为宜。

2. 采收期

每年8～9月，在鳞茎饱满、地上花茎部分枯萎时采挖；收果实的植株，于果实成熟后采挖。

3. 采收方法

选择晴天，用小锄或竹刀将鳞茎挖出，通常采挖两次，避免川贝母表面损伤和长时间被水浸湿，摘除残茎、叶、残根后放入编制紧密箩筐（图4-4）。采挖的川贝母鳞茎，选留种源供栽培，其余加工成商品川贝母。

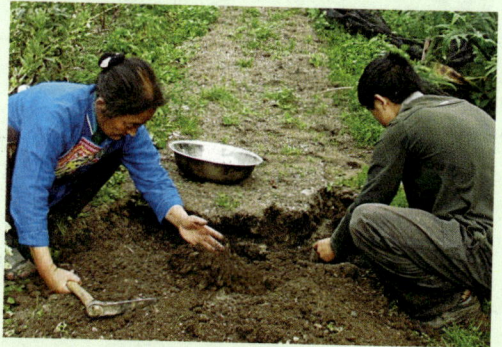

图4-4　采挖

（二）产地加工

1. 清洗与干燥

将装有川贝母的箩筐，浸入清水中，快速晃动箩筐，洗净泥砂，并撞去部分须根。清洗后立即进行干燥。连续数天将川贝母置太阳下曝晒5～9小时，待傍晚

移至室内，直到符合干燥要求为止。干燥标准为内外成粉白色即可。鲜重大于20g

的川贝母鲜鳞茎，洗净后切成厚度为

0.2～0.3cm的片，再进行干燥。

2. 拣选与分级

从干燥后的川贝母中剔除虫蛀、变

质部分，按特征分为松贝和青贝2个等

级（图4-5）。

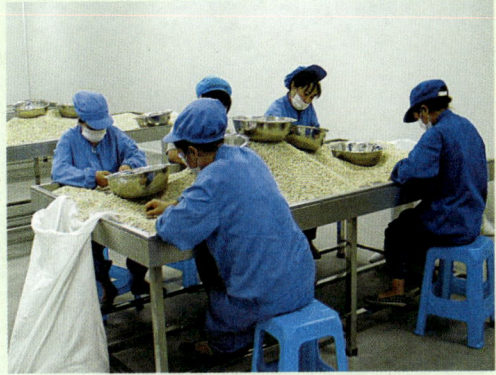

图4-5　拣选

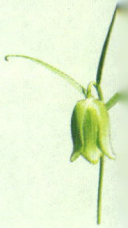

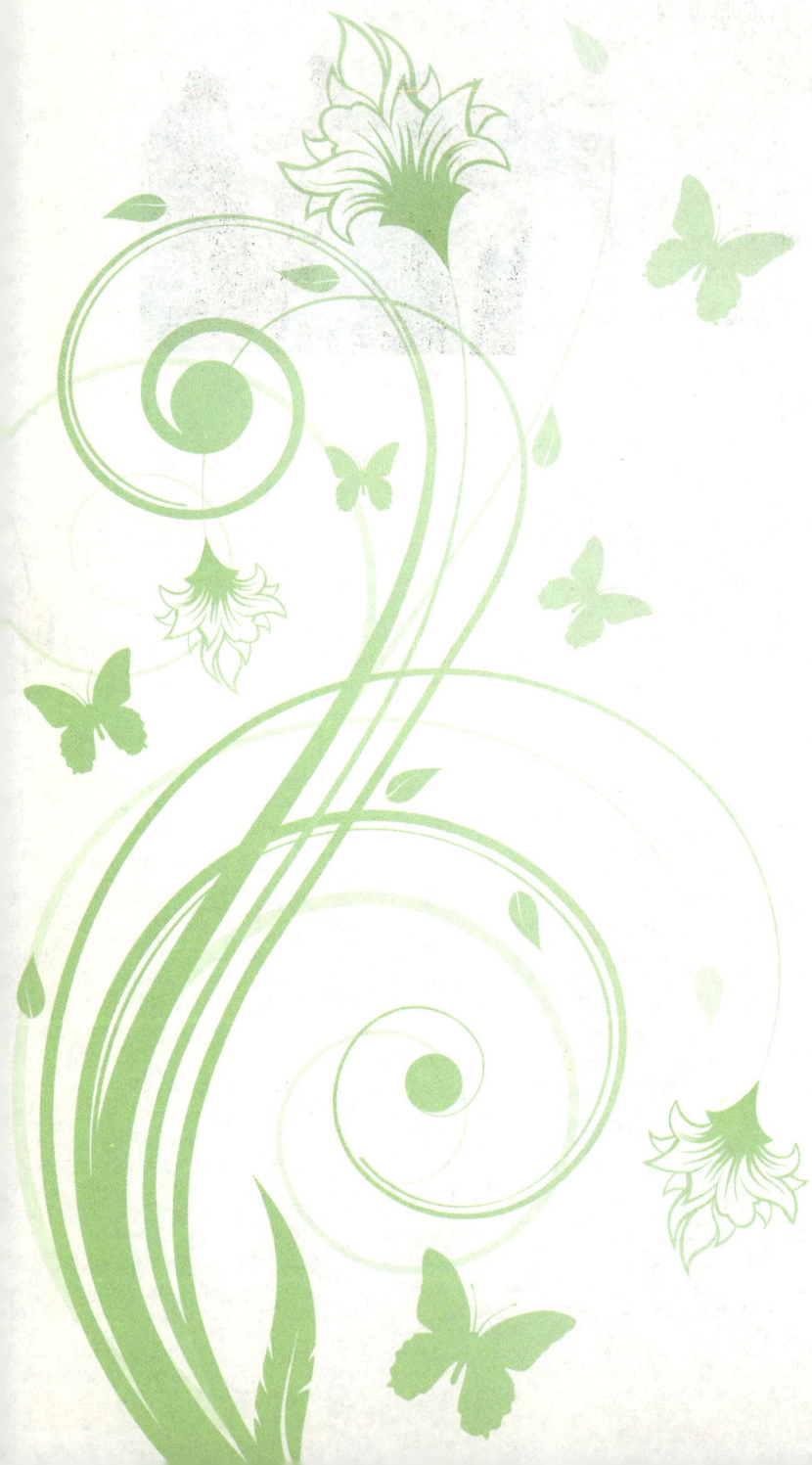

第5章

川贝母药材
质量评价

一、本草考证与道地沿革

贝母原名蓳，文字记载最早可追溯到先秦时期，如《诗经·国风·鄘风·载驰》，载："涉彼阿丘，言采其蝱"。《尔雅·释草第十三》载："蓳，贝母"。《说文》载："蓳，贝母也，蓳正字蝱，假借字也，根下如聚小贝"。郭璞注《尔雅》"蓳根如小贝，圆而白花，叶似韭"。《万物》载有："贝母已寒热也"，是贝母入药用的最早记载，《神农本草经》，列为中品。陶弘景谓："形似聚贝子，故名贝母。"《唐本草》载"贝母，味辛、苦，平、微寒，无毒。……[谨案]此叶似大蒜，四月蒜熟时采，良。若十月，苗枯根亦不佳也。出润州、荆州、襄州者，最佳，江南诸州亦有。"《图经本草》"今河中、江陵府、郭、寿、随、郑、蔡、润、滁州皆有之。"并在贝母项下有"贝母""峡州贝母"和"越州贝母"的附图，其中所附"贝母"图应为葫芦科植物假贝母（土贝母），"峡州贝母"应为"川贝母"，"越州贝母"应为"浙贝母"。据以上所示植物形态及其产地来看，宋以前所用贝母可能是百合科贝母属的多种植物。《本草品汇精要》在贝母"道地"项下分"峡州"和"越州"。《滇南本草》苦马菜条附案中首次出现川贝母之名。《本草汇言》也谓"川者为妙"。《本草纲目拾遗》始将川贝与浙贝分开，谓川贝味甘而补肺，不若用象贝治风火痰嗽为佳。治虚寒咳嗽以川贝为宜。赵学敏引"《百花镜》云：'浙贝出象山，俗呼象贝母"。又引叶暗斋云："宇波象山所出贝母，亦分两瓣，味苦而不甜，其顶平而不尖，不能如川贝之象荷花蕊也"。张璐在《本经逢原》谓："贝母川产者味甘最佳，西产味薄次之，象山者微苦又次之"。可见历代本草所载贝母并非一种，初期药用贝母的原植物无法考证，《证类本草》之"峡州贝母"应为百合科贝母。

可见，元代以前的医药文献中未见有川贝、浙贝之分。兰茂在《滇南本草》中最早提出了"川贝母"的名称，《本草汇言》有"川者为妙"之说，《本经逢原》谓："贝母川产者味最佳"。历代本草均以川产贝母质量最好，道地产区在四川。历代本草著作中贝母的产地及原植物见表5-1。

表5-1　历代本草著作中贝母的产地及原植物

朝代（时间）	本草著作	古产地（今地名）	现代考证植物名
春秋约公元前 550）	《诗经》	阿丘（河南）	土贝母 *Bolbostemma paniculatum*
汉（约200）	《神农本草经》	—	土贝母 *Bolbostemma paniculatum* 贝母属 *Fritillaria*
汉（480）	《名医别录》	晋地（山西）	土贝母 *Bolbostemma paniculatum* 贝母属 *Fritillaria*
梁（536）	《本草经集注》	近道（江苏）	浙贝母 *Fritillaria thunbergii*
唐（659）	《新修本草》	润州（江苏）	浙贝母 *Fritillaria thunbergii*
		荆州、襄州（湖北）	湖北贝母 *Fritillaria hupehensis*
		江南诸州（长江以南各地）	浙贝母 *Fritillaria thunbergii* 天目贝母 *Fritillaria monantha*
唐（682）	《千金翼方》	润州（江苏）	浙贝母 *Fritillaria thunbergii*
		襄州（湖北襄阳）	湖北贝母 *Fritillaria hupehensis*

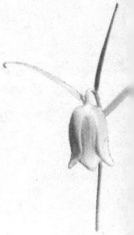

续表

朝代（时间）	本草著作	古产地（今地名）	现代考证植物名
宋（1061）	《本草图经》	晋地、河中（山西）	土贝母 *Bolbostemma paniculatum*
		江陵府、鄩、随（湖北）	湖北贝母 *Fritillaria hupehensis*
		润（江苏）	浙贝母 *Fritillaria thunbergii*
		郑、蔡（河南）	舞阳贝母 *Fritillaria wuyangensis*
		寿、滁州（安徽）	安徽贝母 *Fritillaria anhuiensis*
		峡州（湖北宜昌）	太白贝母 *Fritillaria taipaiensis*
		越州（浙江绍兴）	浙贝母 *Fritillaria thunbergii*
明（1505）	《本草品汇精要》	峡州（湖北宜昌）	太白贝母 *Fritillaria taipaiensis*
		越州（浙江绍兴）	浙贝母 *Fritillaria thunbergii*
明（1565）	《本草蒙筌》	荆州、襄州（湖北）	湖北贝母 *Fritillaria hupehensis*
明（1590）	《本草纲目》	—	贝母属 *Fritillaria*
明（1612）	《本草原始》	南（江南）	浙贝母 *Fritillaria thunbergii*
		西（西北）	川贝母 *Fritillaria cirrhosa* 暗紫贝母 *Fritillaria unibracteata* 甘肃贝母 *Fritillaria przewalskii* 梭砂贝母 *Fritillaria delavay* 新疆贝母 *Fritillaria walujewii* 伊贝母 *Fritillaria pallidiflora*
明（1624）	《景岳全书》	川（四川）	川贝母 *Fritillaria cirrhosa*
		土（江南）	浙贝母 *Fritillaria thunbergii*
明（1624）	《本草汇言》	川（四川）	川贝母 *Fritillaria cirrhosa*
		土（江南）	浙贝母 *Fritillaria thunbergii*

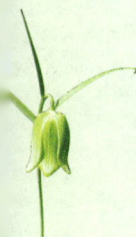

续表

朝代（时间）	本草著作	古产地（今地名）	现代考证植物名
明（1664）	《本草述》	川（四川）	川贝母 *Fritillaria cirrhosa*
		浙（浙江）	浙贝母 *Fritillaria thunbergii*
清（1695）	《本经逢原》	西（西北）	新疆贝母 *Fritillaria walujewii* 伊贝母 *Fritillaria pallidiflora*
		象山（浙江）	浙贝母 *Fritillaria thunbergii*
		川（四川）	川贝母 *Fritillaria cirrhosa*
清（1765）	《本草纲目拾遗》	川（四川）	川贝母 *Fritillaria cirrhosa*
		浙（浙江）	浙贝母 *Fritillaria thunbergii*
		安徽六安（安徽六安）	安徽贝母 *Fritillaria anhuiensis*
		江南宜兴（江苏宜兴）	浙贝母 *Fritillaria thunbergii*
		宁国府（安徽皖南）	浙贝母 *Fritillaria thunbergii*
		浙江宁波鄞县（浙江宁波）	浙贝母 *Fritillaria thunbergii*
清（1848）	《植物名实图考》	川（四川）	川贝母 *Fritillaria cirrhosa*
		浙（浙江）	浙贝母 *Fritillaria thunbergii*
		大理府（云南）	蓝耳草 *Cyanotisvaga*

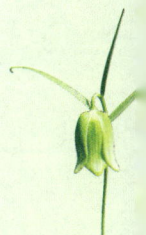

二、药典标准

《中国药典》1953年版没有收载川贝母；1963年版药典收录川贝母来源于罗氏贝母 *F.royle* 或卷叶贝母 *F.cirrhosa*；1977年版药典收载川贝母来源于川贝母、暗紫贝母、甘肃贝母和梭砂贝母；1985～2005年版药典收载川贝母来源与1977年版药典相同；2010年版增添了太白贝母和瓦布贝母作为川贝母的药用植物来源，至此川贝母的来源多达6种。《中国药典》2015年版和2010年版相同。

（一）来源

本品为百合科植物川贝母*Fritillaaria cirrhosa* D.Don、暗紫贝母*Fritillaria unibracteata* Hsiao et K. C.Hsia、甘肃贝母 *Fritillaria przewalskii* Maxim.、梭砂贝母 *Frtillaria delavayi* Franch.、太白贝母*Fritillaria taipaiensis* P .Y.Li或瓦布贝母*Fritillaria unibracteata* Hsiao et K.C.Hsia var.*wabuensis*（S.Y.Tang et S.C.Yue）Z.D.Liu，S.Wanget S.C.Chen的干燥鳞茎。按性状不同分别习称"松贝"和"青贝""炉贝"和"栽培品"。夏、秋二季或积雪融化后采挖，除去须根、粗皮及泥砂，晒干或低温干燥。

（二）性状

1. 松贝

呈类圆锥形或近球形，高0.3～0.8cm，直径0.3～0.9cm。表面类白色。外层鳞叶2瓣，大小悬殊，大瓣紧抱小瓣，未抱部分呈新月形，习称"怀中抱月"；顶部闭合，内有类圆柱形、顶端稍见的心牙和小鳞叶1～2枚；先端钝圆或稍尖，底部平，微凹入，中心有1灰褐色的鳞茎盘，偶有残存须根。质硬而脆，断面白色，富粉性。气微，味微苦。

2. 青贝

呈类扁球形，高0.4～1.4cm，直径0.4～1.6cm。外层鳞叶2瓣，大小相近，相对抱合，顶部开裂，内有心芽和小鳞叶2～3枚及细圆柱形的残茎。

3. 炉贝

呈长圆锥形，高0.7～2.5cm，直径0.5～2.5cm。表面类白色或浅棕黄色，有的具棕色斑点。外层鳞叶2瓣，大小相近，顶部开裂而略尖，基部稍尖或较钝。

4. 栽培品

栽培品呈类扁球形或短圆柱形，高0.5～2cm，直径1～2.5cm。表面类白色或浅棕黄色，稍粗糙，有的具浅黄色斑点。外层鳞叶2瓣，大小相近，顶部多开裂而较平。

（三）鉴别

1. 显微鉴别

本品粉末类白色或浅黄色。

（1）松贝、青贝及栽培品　淀粉粒甚多，广卵形、长圆形或不规则圆形，有的边缘不平整或略作分枝状，直径5～64μm，脐点短缝状、点状、人字状或马蹄状，层纹隐约可见。表皮细胞类长方形，垂周壁微波状弯曲，偶见不定式气孔，圆形或扁圆形。螺纹导管直径5～26μm。

（2）炉贝　淀粉粒广卵形、贝壳形、肾形或椭圆形，直径约至60μm，脐点人字状、星状或点状，层纹明显。螺纹导管及网纹导管直径可达64μm。

2. 化学鉴别

取本品粉末10g，加浓氨试液10ml，密塞，浸泡1小时，加二氯甲烷40ml，超声处理1小时，滤过，滤液蒸干，残渣加甲醇0.5ml使溶解，作为供试品溶液。另取贝母素乙对照品，加甲醇制成每1ml含1mg的溶液，作为对照品溶液。照《薄层

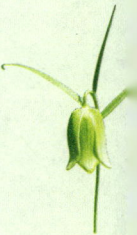

色谱法检验标准操作规程》（YP-SOP-08-8005）试验，吸取供试品溶液1～6μl、对照品溶液2μl，分别点在同一硅胶G薄层板上，以乙酸乙酯-甲醇-浓氨试液-水（18∶2∶1∶0.1）为展开剂，展开，取出，晾干，依次喷以稀碘化铋钾试液和亚硝酸钠乙醇试液。供试品色谱中，在与对照品色谱相应的位置上，显相同颜色的斑点。

3. DNA鉴别

聚合酶链式反应-限制性内切酶长度多态性方法。

（1）模板DNA提取　取本品0.1g，依次用75%乙醇1ml、灭菌超纯水1ml清洗，吸干表面水分，置乳钵中研磨成极细粉。取20mg，置1.5ml离心管中，用新型广谱植物基因组DNA快速提取试剂盒提取DNA，加入缓冲液AP1 400μl和RNA酶溶液（10mg/ml）4μl，涡旋振荡，65℃水浴加热10分钟，加入缓冲液AP2 130μl，充分混匀，冰浴冷却5分钟，离心（转速为每分钟14 000转）10分钟；吸取上清液转移入另一离心管中，加入1.5倍体积的缓冲液AP3/E，混匀，加到吸附柱上，离心（转速为每分钟13 000转）1分钟，弃去过滤液，加入漂洗液700μl，离心（转速为每分钟12 000转）30秒，弃去过滤液；再加入漂洗液500μl，离心（转速为每分钟12 000转）30秒，弃去过滤液；再离心（转速为每分钟13 000转）2分钟，取出吸附柱，放入另一离心管，加入50μl洗脱缓冲液，室温放置3～5分钟，离心（转速为每分钟12 000转）1分钟，将洗脱液再加入吸附柱中，室温放置2分钟，离心（转速为每分钟12 000转）1分钟，取洗脱液作为供试品溶液，置4℃冰箱中备用。另取川贝母对照药材0.1g同法制成对照药材模板DNA溶液。

（2）PCR–RFLP反应

①鉴别引物：5'–CGTAACAAGGTTT–CCGTAGGTGAA–3'和5'–GCTACGTTCTTCATCGAT–3'。

②PCR反应体系：在200μl离心管中进行，反应总体积为30μl，反应体系包括10×PCR缓冲液3μl，二氯化镁（25mmol/L）2.4μl，dNTP（10mmol/L）0.6μl，鉴别引物（30μmol/L）各0.5μl，高保真TaqDNA聚合酶（5U/μl）0.2μl，模板1μl，无菌超纯水21.8μl。将离心管置PCR仪，PCR反应参数：95℃预变性4分钟，循环反应30次（95℃ 30秒，55～58℃ 30秒，72℃ 30秒），72℃延伸5分钟。取PCR反应液，置500μl离心管中，进行酶切反应，反应总体积为20μl，反应体系包括10×酶切缓冲液2μl，PCR反应液6μl，Sma I（10U/μl）0.5μl，无菌超纯水11.5μl，酶切反应在30℃水浴反应2小时。另取无菌超纯水，同上述PCR–RFLP反应操作，作为空白对照。

4. 电泳检测

照琼脂糖凝胶电泳法，胶浓度为1.5%，胶中加入核酸凝胶染色剂GelRed；供试品与对照药材酶切反应溶液的上样量分别为8μl，DNA分子量标记上样量为1μl（0.5μg/μl）。电泳结束后，取凝胶片在凝胶成像仪上或紫外透射仪上检视。供试品凝胶电泳图谱中，在与对照药材凝胶电泳图谱相应的位置上，在100～250bp应有两条DNA条带，空白对照无条带。

（四）检查

1. 水分

照《水分测定法标准操作规程》测定，不得超过15.0%。

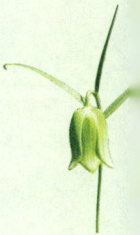

2. 总灰分

照《灰分测定法检验标准操作规程》测定，不得超过5.0%。

3. 浸出物

照醇溶性浸出物测定法项下的热浸法《浸出物检查法标准操作规程》测定，用稀乙醇作溶剂，不得少于9.0%。

4. 含量测定

照《紫外分光光度法检验标准操作规程》测定。

5. 对照品溶液的制备

取西贝母碱对照品适量，精密称定，加三氯甲烷制成每1ml中含西贝母碱0.2mg的溶液，即得。

6. 标准曲线的制备

精密量取对照品溶液0.1ml、0.2ml、0.4ml、0.6ml、1.0ml，置于25ml具塞试管中，分别补加三氯甲烷至10.0ml，精密加水5ml，再精密加0.05%溴甲酚氯缓冲溶液（取溴甲酚氯0.05g，用0.2mol/L氢氧化钠溶液6ml使溶解，加磷酸二氢钾1g，加水使溶解并稀释至100ml，即得）2ml，密塞，剧烈振摇，转移至分液漏斗中，放置30分钟。取三氯甲烷液，用干燥滤纸滤过，取续滤液，以相应试剂为空白。照《紫外分光光度法检验标准操作规程》，在415nm的波长处测定吸光度，以吸光度为纵坐标，浓度为横坐标，绘制标准曲线。

7．测定法

取本品粉末（过三号筛）约2g，精密称定，置具塞锥形瓶中，加浓氨试液3ml，浸润1小时，加三氯甲烷-甲醇（4∶1）混合溶液40ml，置80℃水浴中加热回流2小时，放冷，滤过，滤液置50ml量瓶中，用适量三氯甲烷-甲醇（4∶1）混合溶液洗涤药渣2～3次，洗液并入同一量瓶中，加三氯甲烷-甲醇（4∶1）混合溶液至刻度，摇匀。精密量取2～5ml，置25ml的具塞试管中，水浴上蒸干，精密加入三氯甲烷10ml使溶解，照标准曲线的制备项下的方法，自"精密加水5ml"起，依法测定吸光度，从标准曲线上读出供试品溶液中含西贝母碱的重量（mg），计算，即得。

8．含量指标

本品按干燥品计算，含总生物碱以西贝母碱（$C_{27}H_{43}NO_3$）计，不得少于0.050%。

（五）性味与归经

苦、甘，微寒。归肺、心经。

（六）功能与主治

清热润肺，化痰止咳，散结消痈。用于肺热燥咳，干咳少痰，阴虚劳嗽，痰中带血，瘰疬，乳痈，肺痈。

（七）用法与用量

3～10g；研粉冲服，一次1～2g。

（八）注意

不宜与川乌、制川乌、草乌、制草乌、附子同用。

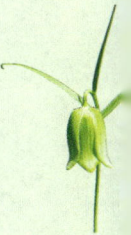

（九）贮藏、有效期

置通风干燥处，防蛀，2年。

三、质量评价

（一）定性评价方法

1. 传统鉴别法

贝母类药材及其混淆品、伪品在性状上的不同点，常作为他们种与种之间的鉴别依据，杨惠莲等对贝母类药材及其伪品、混用品从性状、显微鉴别的角度进行了分析，为正确选用贝母类药材提供了参考。但由于川贝母植物来源品种多，仅四川省就有14种4变种，而且分布广泛，各地环境条件又有所不同，栽培技术产地加工方法也不一，导致不同产地川贝母的外观性状及质量都存在差异，增加了性状鉴别的难度，因而该鉴别方法需要较丰富的实践经验。

2. 薄层色谱法

中药材的薄层色谱鉴别法是最常用的定性分析方法，专属性强、重现性好。王曙等以皂苷类成分为指标，成功应用薄层色谱法区别川贝母（梭砂贝母、卷叶贝母、暗紫贝母、甘肃贝母）与其他贝母（伊贝母、浙贝母和平贝母），为川贝母的鉴别提供了依据。黄小鸥等则以贝母甲素、贝母乙素和西贝碱为依据，建立了浙贝母、川贝母、湖北贝母、平贝母和伊贝母的薄层鉴别方法。陈杰等以浙贝母碱和浙贝母次碱为对照品，采用薄层色谱法，准确区别了川贝母与东贝母。可见，根据贝母类药材所含化学成分的不同，薄层色谱法可作为川贝母定性鉴别的依据。

3. 高效液相色谱法

HPLC法具分离度高、重现性好等特点，一般常用于含量测定，但也可根据特征色谱峰和指纹图谱的异同进行定性分析。于海英等采用三相静态萃取技术制备样品，对五种贝母（川贝、平贝、浙贝、伊贝、湖北贝母）的三个极性不同的萃取馏分分别进行HPLC测定，三个馏分的色谱图能够充分显示各种贝母的特征，进一步利用相似度值作为贝母药材鉴别和质量评价的依据。

4. 热分析法

热分析法是在程序控制温度下，精确记录待测物质理化性质与温度的关系，研究其受热过程所发生的物理或化学变化，该法简便快捷、结果直观，常用于形态相似中药材的鉴别，主要有差热分析法、热重法、差示扫描量热法等。程存贵等采用差热分析法，分别就川贝母类包括川贝母、暗紫贝母、甘肃贝母及梭砂贝母、伊贝母类（新疆贝母与伊犁贝母）、浙贝母类（大贝、珠贝、象贝、东贝）及不同贝母间（平贝、川贝、伊贝、浙贝、湖北贝母），还有川贝母与伪品间（皖贝母、米贝母、彭泽贝母、一轮贝母、土贝母、老鸦瓣）、不同产地的一轮贝母的差热图谱进行了比较，研究表明：同是贝母类药材，其差热图谱曲线不同，而与伪品之间的区别更大，以此作为不同来源不同品种贝母类药材的鉴别依据。王书军等采用热重-差热分析方法对9种贝母类中药材粉末的热重-差热图谱进行分析，发现贝母类药材由于来源不同，地理环境和气候的差异，热分析图谱之间差异较大。该作者还运用差示扫描量

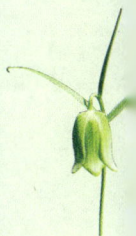

热仪对9种贝母中淀粉的凝胶化性质进行研究，通过比较发现，浙贝和湖北贝母较为接近，青贝、松贝和炉贝较为接近，岷贝却与前三者差别明显，而新疆贝母和伊犁贝母存在明显的差异，以此对贝母类中药材进行分类和鉴别。

5. 红外光谱法

红外光谱法利用中药材中化合物的特征吸收峰作为定性分析的依据，王波等利用红外光谱法从光谱图中找出青贝、松贝、炉贝、平贝、东贝、浙贝的差异，吸收峰中最大差异是由饱和碳氢键在2000~500cm^{-1}区域的不对称伸缩振动产生，得出青贝、松贝、炉贝峰型一致，各类贝母红外图谱差异较大。周群等采用红外光谱法和二维相关红外分析技术分析鉴别了川贝、平贝、浙贝和伊贝，可依据各种贝母化学成分的差异及热微扰所引起药用植物结构变化的规律进行区分和鉴别。程存归等则利用傅里叶变换光谱法直接鉴别分析川贝、珠贝和小东贝，其红外光谱差别较大，认为可以采用FTIR法测定同属不同种的川贝母、浙贝母和东贝母。

6. 近红外光谱法

近红外光谱法是近年来发展迅速，备受世界各国广为关注的一种分析方法。高越等对炉贝、松贝、青贝、浙贝、伊贝、平贝、东贝及湖北贝母等10种贝母药材，进行近红外漫反射光谱扫描并采用聚类分析、褶合变换-可视化-相似系数分析等方法进行药材鉴别，结果显示平贝、伊贝与川贝更相似，而湖北贝母与浙贝更相似，这与现代药理研究的结果也基本一致。邓波等采用近红外漫反射光谱法，选取不同范围内的近红外光谱数据，对川贝、浙贝及平贝共48个样品进行了主成分分析，结果显示该法可以较好地表征样品的类别关系，能够用于贝母类药材的鉴别。胡钢亮等应用近红外漫反射光谱技术，建立了快速检测川贝母中浙贝母掺入量的新方法，结果准确可靠，RSD为0.81%。

7. 其他方法

除上述方法外，X射线衍射分析技术、电喷雾离子阱质谱技术、生物技术等方法也在川贝母的品质分析中得到初步应用。王书军等采用X衍射分析技术测定川贝、浙贝、平贝、伊贝和湖北贝母的衍射图谱，结果显示五种贝母的淀粉类型和结晶度存在差异，有效地区分了五种贝母类药材。韩凤梅等应用电喷雾离子阱质谱特征图谱的方法对川贝、浙贝、平贝、伊贝与湖北贝母5种贝母中的生物碱进行了分析，结果显示，5种贝母对照药材的总生物碱提取液的一级电喷雾质谱图谱中，主要分子离子峰基本相同，但因贝母种类不同其相对丰度差异较大，可借此区分不同贝母类药材。李玉锋等从生物技术的角度运用RAPD（Random amplified polymorphic DNA）技术分析8种贝母的基因组DNA多态性并构建树状聚类图，结果表明相同产地的川贝亲缘关系最近，瓦布贝母、浓蜜贝母也与川贝较近，但不同产地的浙贝、平贝、伊贝与川贝的遗传距离较远，得出地理分布距离越小，贝母的遗传差异越小，反之越大的结论。

（二）定量评价方法

一般认为川贝母化学成分主要为生物碱部分和非生物碱部分，其中生物碱部分是其主要检测指标成分，据报道非生物碱部分核苷、皂苷等水溶性成分也与川贝的

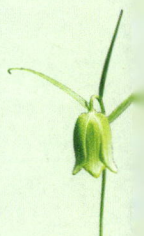

临床作用有关，但近年来对非生物碱部分的定量分析研究很少，《中国药典》2015年版中对川贝的定量分析依然是测定总生物碱含量。目前对川贝母的定量分析方法主要有两相滴定法、比色法、高效液相色谱法等。

1. 两相滴定法

马利琼等采用两相滴定法测定了17个不同产地的川贝母、暗紫贝母、梭砂贝母和甘肃贝母中总生物碱的含量，其中川贝母含量较高，暗紫贝母偏低，为川贝母的含量限定提供了参考；王曙等则利用该法比较了川贝与浙贝、伊贝、平贝在总生物碱含量的差异；杜建红等用该法测定了瓦布贝母的野生松贝及家种松贝、家种青贝中总生物碱的含量，结果表明家种品高于野生品。但由于滴定法干扰因素较多，现较少应用于川贝母的含量测定中。

2. 酸性染料比色法

酸性染料比色法是测定生物碱类成分最常用的方法之一，它是川贝母测定总生物碱的法定方法。基本原理是生物碱阳离子与酸性染料形成的阴离子定量结合成络合物，用有机溶剂提取后，在一定的波长下测其吸收度，由此计算生物碱的含量。上官一平等基于溴甲酚绿与贝母素甲能够定量结合，探索建立了川贝母中贝母甲素的含量测定方法，方法准确、快速。

3. 高效液相色谱法

刘晶等以贝母辛为评价指标运用HPLC法测定了太白贝母和瓦布贝母中的含量，结果显示所测含量均高于曾报道过的其他基原的川贝母含量，成功评价了川贝母新资源指标成分的含量。余华等根据33批不同产地或来源的川贝中贝母辛的含量结果，确定贝母辛的含量限度，并建立了川贝母中贝母辛的定量分析方法，可以更为科学地反映川贝母的内在质量。

（三）综合评价方法——指纹图谱法

中药指纹图谱是被国内外广泛接受的中药品质评价模式，与传统的方法相比，在评价中药质量的稳定性和一致性上具有其独特的优越性。不仅可以通过指纹图谱的特征性有效地鉴别样品的真伪，而且可以通过特征峰的面积和比例控制样品的质量。王聪等为了比较8种植物来源贝母（包括川贝母、太白贝母，暗紫贝母、梭砂贝母、瓦布贝母、浙贝母、伊贝母和平贝母）的指纹特征，以西贝碱为对照品，研究了川贝母的HPLC指纹图谱，发现川贝母类及与其他贝母类指纹特征的区别，可以用于川贝母的理化鉴别。李斌等建立了5种贝母（川贝、浙贝、伊贝、平贝、湖北贝母）的弱极性成分HPLC指纹图谱，标定了16个共有指纹峰及各自的特有峰，由相似度值表明，5种贝母弱极性成分的指纹图谱存在一定的差异，为5种贝母的鉴别和质量控制提供了可靠的方法。

另外，目前对川贝母的研究主要集中于生物碱部分，而其水溶性成分腺苷的研究甚少，川贝母的传统用法是水煎，所以对水溶性成分的评价研究应具有一定的意义。

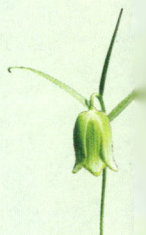

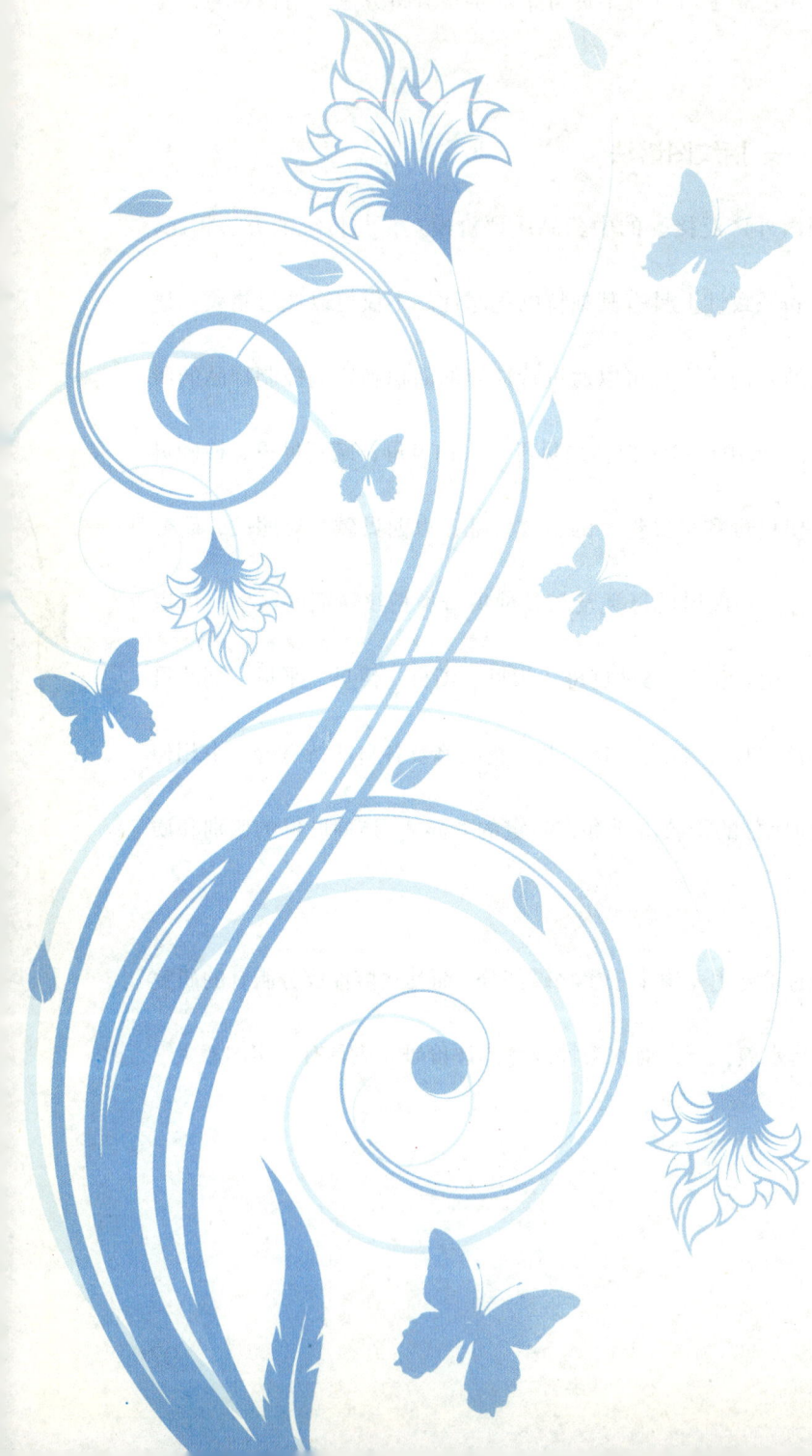

第6章

川贝母现代研究与应用

一、川贝母的化学成分

贝母的化学研究工作可以分为三个阶段。第一阶段是1888年至20世纪50年代，Fragner首先从德国产壮丽贝母*Fritillaria imperialis* L.中分离到蒂贝灵（即西贝素，imperialine），在这段较长的时期内，德国、日本和中国的化学工作者也陆续开展了这方面的研究工作，以贝母的有机胺类成分为对象，对许多种贝母进行了研究，但研究工作仅停留在实验式或功能团的测定，化学结构却一直难以确定。第二阶段是20世纪50年代中期至60年代末期。经过近10年的时间，贝母生物碱研究在化学结构上有了突破性进展。除苏联、德国和日本的少数化学工作者有过一些研究外，我国的植物化学工作者和生药学工作者也做出了巨大贡献。我国朱子清教授领导其研究小组，对贝母植物碱进行了比较深入、系统的研究。他们克服了测试手段落后、设备条件差等重重困难，基于前人在单独使用锌粉蒸馏或硒脱氢未能将贝母素分子充分打开的失败经验，开创了把锌粉蒸馏和硒脱氢两种方法联合并用的新途径，终于在1955年首先确定了该类植物碱的基本骨架为变型踢体。该项研究成果在《化学学报》上发表后，引起了化学界的重视。1956年朱子清应邀参加德国科学院主办的"国际生物碱会议"，报告了贝母植物碱的研究工作，博得了国际同行的赞誉。1977年加拿大化学家人工合成贝母素甲成功，进一步证明朱子清等当年确定的基本骨架正确无误，不仅沟通了贝母生物碱与黎芦生物碱的关系，也沟通了东西方贝母化学成分研究之间的联系，然而对于一些功能团的位置、构型还难以定论。第三阶段为

20世纪60年代末至今，随着现代科学技术的发展，光谱研究法在化学结构研究中广泛应用，使贝母生物碱化学结构研究日趋快速、微量和准确。川贝母属于贝母属的一个类群，其主要成分亦包括生物碱类和非生物碱类。

（一）生物碱类成分

生物碱是川贝母的特征性成分，也是主要活性成分。按结构类型分，其甾体生物碱可分为两大类：异甾体类（isosteroidal alkaloids）和甾体类（steroidal alkaloids）。根据五元环或六元环的结构不同，异甾体生物碱又可分成瑟文型（cevanine group）、介藜芦型（jervine group）和藜芦胺型（veratramine group）（图6-1），甾体类生物碱又分为茄碱型（solandine group）和裂环茄碱型（secosolanidine group）（图6-2）。从川贝母植物中分离出的生物碱绝大多数属于异甾体生物碱，见表6-1。

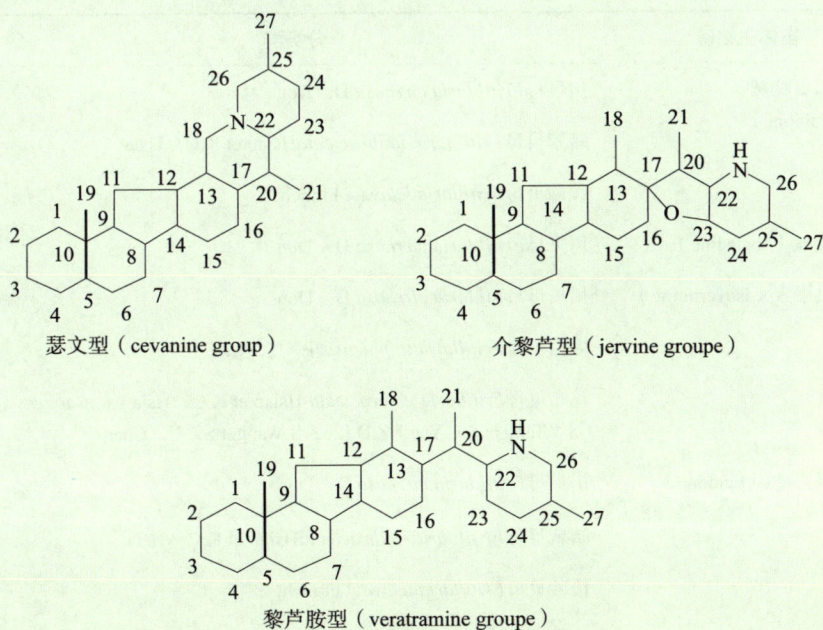

瑟文型（cevanine group）

介藜芦型（jervine groupe）

黎芦胺型（veratramine groupe）

图6-1　川贝母中异甾体生物碱的基本骨架

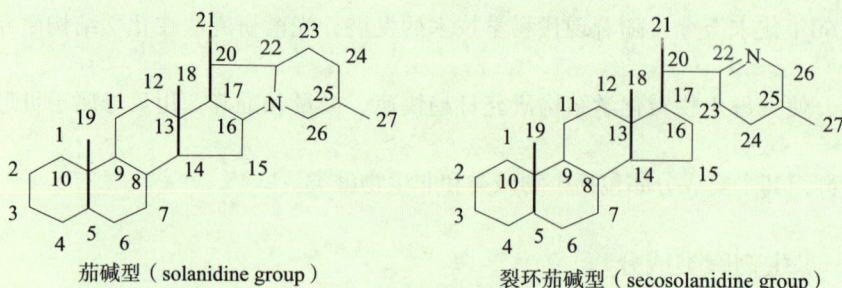

茄碱型（solanidine group）　　　　　裂环茄碱型（secosolanidine group）

图6-2　川贝母中甾体生物碱的基本骨架

由表6-1可以看出，川贝母所含的生物碱大多数为瑟文型甾体生物碱。目前，瑟文型甾体生物碱在贝母属植物所含生物碱中所占比例最大，成员最多（图6-3）。从川贝母中分离到的主要瑟文型生物碱骨架见图6-4。

表6-1　川贝母中异甾体生物碱的分布

甾体生物碱	分类群	类型
去氢鄂贝啶碱（ebeiedinone）	川贝母*FritiLlaria cirrhosa* D．Don	A
	暗紫贝母*FritiLlaria unibracteata*Hsiao et K.C．Hsia	A
	梭砂贝母*Fritillariadelavayi* Franch.	A
鄂贝啶碱（ebeiedine）	川贝母*FritiLlaria cirrhosa* D．Don	A
异浙贝甲素（isoverticine）	川贝母*FritiLlaria cirrhosa* D．Don	A
	太白贝母*Fritillaria taipaiensis* P．Y．Li	A
	瓦布贝母*Fritillaria unibracteata* Hsiao et K.C．Hsia var. *wabuensis*（S Y.Tang et S C.Yue）Z.D.Liu，S.Wanget S．C．Chen	A
贝母素乙（verticinone）	川贝母*FritiLlaria cirrhosa* D．Don	A
	暗紫贝母*FritiLlaria unibracteata*Hsiao et K.C．Hsia	A
	梭砂贝母*Fritillariadelavayi* Franch.	A
	太白贝母*Fritillaria taipaiensis* P．Y．Li	A

甾体生物碱	分类群	类型
贝母素甲（verticine）	川贝母*FritiLlaria cirrhosa* D．Don	A
	暗紫贝母*FritiLlaria unibracteata* Hsiao et K.C．Hsia	A
	梭砂贝母*Fritillaria delavayi* Franch.	A
	甘肃贝母*Fritillaria przewalskii* Maxim.	A
梭砂贝母芬酮碱（delafrinone）	梭砂贝母*Fritillaria delavayi* Franch.	A
梭砂贝母酮碱（delavinone）	梭砂贝母*Fritillaria delavayi* Franch.	A
异浙贝母碱-*N*-氧化物（isoverticine-*N*-oxide）	瓦布贝母*Fritillaria unibracteata* Hsiao et K.C．Hsia var. *wabuensis*（S Y.Tang et S C.Yue）Z.D.Liu，S.Wanget S．C．Chen	A
川贝酮碱（chuanbeinone）	川贝母*FritiLlaria cirrhosa* D．Don	A
	太白贝母*Fritillaria taipaiensis* P．Y．Li	A
	梭砂贝母*Fritillaria delavayi* Franch.	A
	甘肃贝母*Fritillaria przewalskii* Maxim.	A
西贝素（imperialine）	川贝母*FritiLlaria cirrhosa* D．Don	A
	暗紫贝母*FritiLlaria unibracteata* Hsiao et K.C．Hsia	A
	梭砂贝母*Fritillaria delavayi* Franch.	A
	太白贝母*Fritillaria taipaiensis* P．Y．Li	A
	瓦布贝母*Fritillaria unibracteata* Hsiao et K.C．Hsia var. *wabuensis*（S Y.Tang et S C.Yue）Z.D.Liu，S.Wanget S．C．Chen	A
	甘肃贝母*Fritillaria przewalskii* Maxim.	A
梭砂贝母碱（delavine）	梭砂贝母*Fritillaria delavayi* Franch.	A
松贝甲素（songbeinine）	暗紫贝母*FritiLlaria unibracteata* Hsiao et K.C．Hsia	A
松贝乙素（songbeinone）	暗紫贝母*FritiLlaria unibracteata* Hsiao et K.C．Hsia	A
异梭砂贝母碱（isodelavine）	川贝母*FritiLlaria cirrhosa* D．Don	A
	甘肃贝母*Fritillaria przewalskii* Maxim.	A
isofortieine[（20*S*，22*S*，25*S*）-5α-cevanine-3*β*，6α-diol]	川贝母*FritiLlaria cirrhosa* D．Don	A

103

续表

甾体生物碱	分类群	类型
伊贝碱甙 B（yibeinoside B）	川贝母*FritiLlaria cirrhosa* D. Don	A
岷贝碱甲（minpeimine）	甘肃贝母*Fritillaria przewalskii* Maxim.	A
岷贝碱乙（minpeiminine）	甘肃贝母*Fritillaria przewalskii* Maxim.	A
贝母辛碱（peimisine）	川贝母*FritiLlaria cirrhosa* D. Don	B
	暗紫贝母*FritiLlaria unibracteata* Hsiao et K.C. Hsia	B
	梭砂贝母*Fritillaria delavayi* Franch.	B
	太白贝母*Fritillaria taipaiensis* P. Y. Li	B
	瓦布贝母*Fritillaria unibracteata* Hsiao et K.C. Hsia var. *wabuensis*（S Y.Tang et S C.Yue）Z.D.Liu，S.Wanget S. C. Chen	B
松贝辛（songbeisine）	暗紫贝母*FritiLlaria unibracteata* Hsiao et K.C. Hsia	B
垂茄次碱（demissidine）	川贝母*FritiLlaria cirrhosa* D. Don	B
glycomoiety olanidanine	梭砂贝母*Fritillaria delavayi* Franch.	C

A.瑟文型，B.介藜芦型，C.藜芦胺型

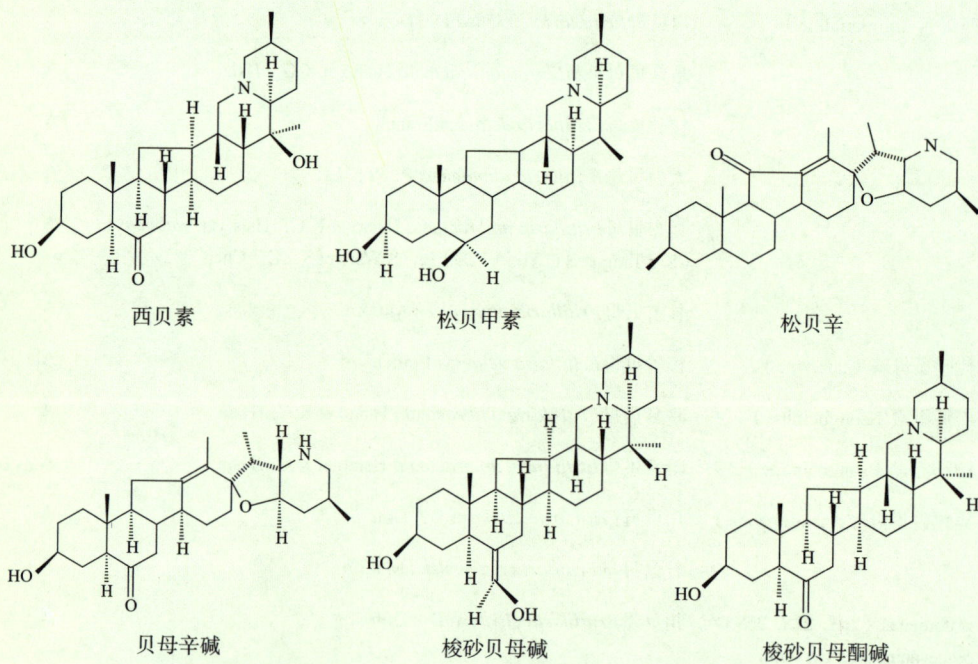

西贝素　　　松贝甲素　　　松贝辛

贝母辛碱　　　梭砂贝母碱　　　梭砂贝母酮碱

图6-3　川贝母中部分异甾体生物碱的化学结构

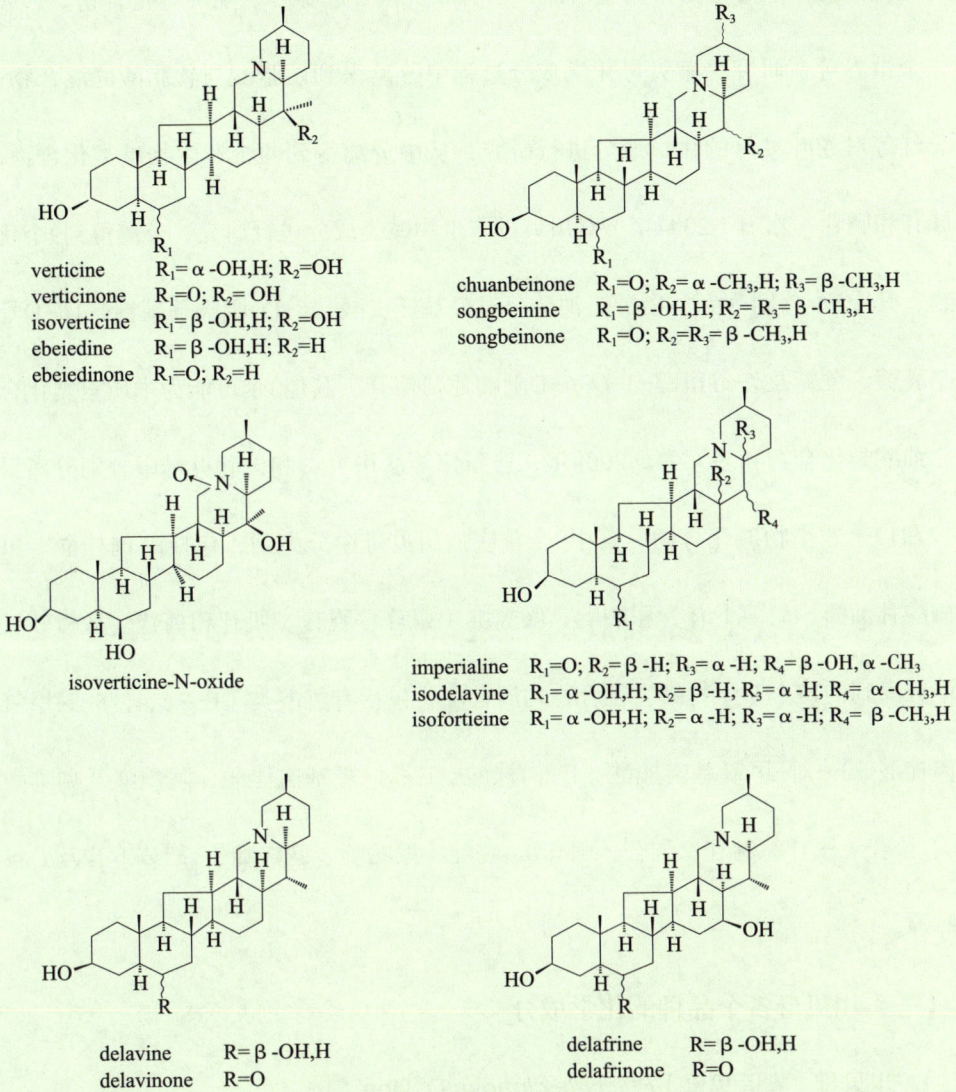

verticine　　　$R_1= \alpha$ -OH,H; R_2=OH
verticinone　　R_1=O; R_2= OH
isoverticine　　$R_1= \beta$ -OH,H; R_2=OH
ebeiedine　　　$R_1= \beta$ -OH,H; R_2=H
ebeiedinone　　R_1=O; R_2=H

chuanbeinone　R_1=O; $R_2= \alpha$ -CH$_3$,H; $R_3= \beta$ -CH$_3$,H
songbeinine　　$R_1= \beta$ -OH,H; R_2= $R_3= \beta$ -CH$_3$,H
songbeinone　　R_1=O; R_2=$R_3= \beta$ -CH$_3$

isoverticine-N-oxide

imperialine　　R_1=O; $R_2= \beta$ -H; $R_3= \alpha$ -H; $R_4= \beta$ -OH, α -CH$_3$
isodelavine　　$R_1= \alpha$ -OH,H; $R_2= \beta$ -H; $R_3= \alpha$ -H; $R_4=$ α -CH$_3$,H
isofortieine　　$R_1= \alpha$ -OH,H; $R_2= \alpha$ -H; $R_3= \alpha$ -H; $R_4=$ β -CH$_3$,H

delavine　　　$R= \beta$ -OH,H
delavinone　　R=O

delafrine　　　$R= \beta$ -OH,H
delafrinone　　R=O

图6-4　川贝母中的瑟文型生物碱骨架

（二）非生物碱类成分

贝母非生物碱成分的研究工作最早于1944年在浙贝母中展开，吴荣熙从浙贝鳞

茎中首次分离得到一种含羟基化合物。迄今已经从贝母属植物中分离得到40多种非

生物碱化合物，主要包括萜类、甾体、脂肪酸、核苷、嘌呤、嘧啶等化合物。1990年，余世春等在研究暗紫贝母化学成分过程中分离得到硬脂酸与软脂酸的混合物。严忠红等对卷叶贝母的化学成分进行研究，从中分离得到两个非生物碱类化合物，即腺苷和胸苷。陈阳（2004年）对川贝母非生物碱类成分进行研究，分离得到9个化合物，其中6个分别为β-谷甾醇、油酸、对羟基桂皮酸、β-D-吡喃葡萄糖4-1β-D吡喃半乳糖、蔗糖及β-谷甾醇-3-O-β-D吡喃葡萄糖苷，其他3个可能为木质素类化合物、油酸类化合物和多元醇。2008年，曹新伟等从川贝母和梭砂贝母中分别分离得到12和17个非生物碱化合物，其中9个首次从川贝母中分离到，包括E-肉桂酸、单棕榈酸甘油酯、胡萝卜苷、尿嘧啶、胸嘧啶、尿苷、胞苷、肌苷和鸟苷。从梭砂贝母中分离到的17个非生物碱类化合物均属首次，包括有机酸类（E-3，4，5-三甲氧基肉桂酸、E-对-甲氧基肉桂酸、E-肉桂酸、E-对-羟基肉桂酸、阿魏酸及咖啡酸等）、核苷（尿苷、鸟苷、胸苷、腺苷）、嘧啶（尿嘧啶、胸嘧啶）、胡萝卜苷及β-谷甾醇等。

（三）川贝母各个品种的化学成分

1. 川贝母（卷叶贝母）*Fritillaria cirrhosa* D. Don

根据文献，川贝母中已经分离并确定结构的化合物主要有西贝碱、贝母辛、贝母素甲、贝母素乙、云贝酮、异梭砂贝母碱、垂茄次碱、5α-25α-solanidine-3β-ol、川贝碱、川贝酮碱、胸苷、腺苷、β-谷甾醇、E-肉桂酸、单棕榈酸甘油酯、胡萝卜苷、尿嘧啶、胸嘧啶、尿苷、胞苷、肌苷、鸟苷以及多种微量元素等。曹新伟从川贝母的鳞茎中分离并鉴定了27个化合物的结构，其中有15个生物碱类成分。在其分离鉴定出结果的化合物中，异梭砂贝母碱、isoforticine、川贝碱甲、川贝碱乙为首次从贝母属植物中分离得到；川贝酮碱、梭砂贝母酮碱、蒲贝素B、petilidine、solanidine–3–O–α–Lrhamnopyranosyl–（1→2）–[β–D–glucopyranosyl–（1→4）]–β–D–glucopyranoside为首次从川贝母中分离得到。

2. 暗紫贝母*Fritillaria unibracteata* Hsiao et K. C. Hsia

根据文献，暗紫贝母中已经分离并确定结构的化合物主要有贝母素甲、贝母素乙、西贝碱、贝母辛、松贝辛、川贝酮、代拉文酮、松贝甲素、松贝乙素、蔗糖、硬脂酸、软脂酸、β-谷甾醇、甲酸丁酯、乙酸丁酯、葵二烯-2，4-醛、二十二烷、campesterol芸苔甾醇等化合物以及多种微量元素。

3. 瓦布贝母*Fritillaria unibracteata* Hsiao et K. C. Hsia var. *wabuensis*（S. Y. Tang et S. C. Yue）Z. D. Liu，S.Wang et S.C.Chen

根据文献，瓦布贝母中已经分离并确定结构的化合物主要有西贝素、贝母辛、鄂贝乙素、异浙贝甲素、西贝素氮氧化物、C-去甲-D-高甾生物碱，陈茜首次从瓦布贝母鳞茎中分离得到异浙贝甲素氮氧化物。

4. 梭砂贝母*Fritillaria delavayi* Franch.

根据文献，梭砂贝母中已经分离并确定结构的化合物主要有梭砂贝母碱、梭砂贝母酮碱、川贝酮碱、梭砂贝母芬碱、梭砂贝母芬酮碱、西贝碱、川贝碱、炉贝碱、新贝甲素、代拉文、贝母辛、琼贝酮、代拉文酮、代拉夫林、川贝酮、贝母素甲、貝母素乙、E-3,4,5-三甲氧基肉桂酸、E-对-甲氧基肉桂酸、E-肉桂酸、E-羟基肉桂酸、E-肉桂酸甲酯、阿魏酸、咖啡酸、*l-O-*feruloylglycerol、*β*-谷甾醇、单棕榈酸甘油酯、胡萝卜苷、尿嘧啶、胸嘧啶、腺苷等。曹新伟从梭砂贝母的鳞茎中共分离出33个化合物，其中有12个生物碱类成分，分别为川贝酮碱、梭砂贝母酮碱、梭砂贝母啶碱、去氢鄂贝定碱、贝母素乙、西贝素、异梭砂贝母碱、梭砂贝母碱、鄂贝定碱、异贝母素甲、贝母素甲、贝母辛、E-3,4,5-三甲氧基肉桂酸、E-对-甲氧基肉桂酸、E-肉桂酸、异-对-羟基肉桂酸、E-对-羟基肉桂酸甲酯、阿魏酸、咖啡酸、尿嘧啶、胸嘧啶、鸟苷、尿苷、胸苷、*β*-谷甾醇、胡萝卜苷、苍术内酯Ⅲ，其中梭砂贝母啶碱为新化合物。

5. 太白贝母*Fritillaria taipaiensis* P. Y. Li

太白贝母为《中国药典》2015年版开始收载的川贝母的来源植物，目前已发表的研究文献较少。现在已知太白贝母中含有的生物碱主要有贝母素甲、贝母素乙、贝母辛等，以及胞苷、尿苷、鸟苷、胸苷、腺苷、尿嘧啶、腺嘌呤等其他非生物碱类化合物。段宝忠等利用高效液相色谱法测定太白贝母中的生物碱成分，认为太白贝母中的生物碱成分与川贝母（*Fritillaria cirrhosa* D. Don）非常相似。

6. 甘肃贝母*Fritillaria przewalskii* Maxim.

甘肃贝母成分分析现在可见的文献报道较少，现在已知甘肃贝母中含有的生物碱类成分主要有岷贝碱甲、岷贝碱乙、梭砂贝母酮碱、西贝素、贝母辛、川贝酮、代拉文酮、贝母素甲、贝母素乙以及多种微量元素。

二、药理作用

川贝母为清热润肺、止咳化痰之要药，众多学者对其不同的提取部位和单体成分进行了现代药理研究，表明其具有明确的镇咳、祛痰、平喘作用。

（一）镇咳祛痰作用

川贝母流浸膏、川贝母生物碱灌胃均能使小鼠呼吸道酚红排泌量显著增加，有祛痰作用，但对氨水、二氧化硫引起的咳嗽无明显镇咳作用。李萍等人对暗紫贝母、梭砂贝母等11种商品贝母进行了小鼠氨水引咳实验和酚红祛痰实验，发现11种贝母的总生物碱部分起到了良好的镇咳效果，但是皂苷部分具有明显的祛痰作用。除梭砂贝母和伊贝母外，其余9种贝母的乙醇提取物亦有显著的镇咳作用，除浙贝母、紫花鄂北贝母及鄂北贝母外，另外8种贝母醇提物均有祛痰作用，但总体来说还是总生物碱部分的作用效果最明显。

（二）平喘作用

川贝母、平贝母等都具有明显的平喘功效。莫正纪等人对3种来源不同的川贝母醇提取物的药理作用进行比较，发现注射此提取物后小鼠的耐缺氧能力明显增强，而且对小鼠离体肺、支气管还起到了一定的扩张作用。栽培瓦布贝母可明显升高小鼠肺脏cAMP水平，对平喘起到了良好的作用。周颖等人对贝母甲素、贝母乙素、西贝素、西贝素苷和蒲贝酮碱5种甾体生物碱对卡巴胆碱引起的豚鼠离体气管收缩进行有效的抑制，说明贝母之所以起到平喘作用可能是因为对气管壁M受体产生作用既而

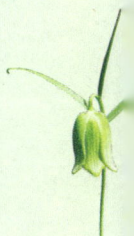

使气管得到舒张。赵益等对贝母辛的平喘机制进行了初步探讨，发现贝母辛通过作用于M受体、兴奋β受体和拮抗内钙释放，使得体内生成NO并释放，从而促进了气管平滑肌舒张，从而起到了平喘作用。

（三）降血压

去氢贝母碱、贝母碱和贝母素在15～950μmol/L浓度范围时对血管紧张素转换酶（ACE）活性的抑制呈剂量效应关系，IC_{50}分别为165.0μmol/L、312.8μmol/L和526.5μmol/L，提示其降压作用部分是其抑制ACE活性而导致的。平贝母乙酸乙酯和丁醇提取物抑制ACE活性的IC_{50}分别为292μg/ml、320μg/ml，其己烷、丁醇和水提物能增加大鼠未受损血管组织中一氧化氮（NO）和环磷酸鸟苷（cGMP）的生成，提示其平贝母提取物降压作用可能是通过抑制ACE和增加血管组织中NO和cGMP的释放而产生。贝母的水提取物能保证大鼠血管组织中NO的生成和血浆中NO代谢产物的浓度，不改变NOS蛋白的表达，而使由L-NAME引起的大鼠收缩期高血压恢复正常。同时，还能明显改善由L-NAME引起的大鼠肾功能参数，包括排尿量、排钠量、肌酐清除率的变化，提示其降压作用可能部分是由增加血管组织中NO的生成和改善肾功能而产生的。

（四）增强心肌收缩力

冯秀玲等人研究了4种贝母碱单体（FH1～FH4）对离体豚鼠及大鼠心肌、兔胸主动脉条和蟾蜍坐骨神经干生理效应的影响。结果显示，在左心房，FH1、FH4剂量依赖性地增强心肌收缩力，在右心房则减慢心率。FH2正肌作用微弱，FH3却表现为负，正肌作用。在离体血管上，FH1～FH4均可明显对抗甲氧胺引起的血管收缩作用，对神经动作电位无影响，提示其正肌作用机制可能与抑制磷酸二酯酶有关。

（五）抗肿瘤作用

去氢贝母碱能抑制人骨髓白血病细胞株HL-60、NB4、U937的增殖，IC_{50}为7.5μmol/L、15.2μmol/L和17.4μmol/L，均未引起细胞凋亡。但异平贝母碱无抑制3种肿瘤细胞株增殖的作用，提示去氢贝母碱分子中的酮基是抑制细胞增殖活性的关键基团，HL-60细胞株对去氢贝母碱最敏感，经过去氢贝母碱分子处理的HL-60细胞其成熟期的细胞形态特征为后髓细胞和伴有粒细胞分化的嗜中性粒白细胞。

（六）抗菌作用

贝母碱、去氢贝母碱和鄂贝啶碱对革兰阳性的金黄色葡萄球菌和革兰阴性的球菌具有抗菌活性，鄂贝啶碱对卡他球菌、金黄色葡萄球菌的活性高于贝母碱、去氢贝母碱。去氢贝母碱和鄂贝啶碱对革兰阴性的大肠埃希菌和克雷伯肺炎杆菌无抗菌活性（MIC>2mg/ml）。

（七）抗炎作用

平贝母水提物（4、2、1g/kg）3个剂量连续灌胃5天，能减轻二甲苯所致的小鼠耳廓肿胀；减轻蛋清所致大鼠足趾肿胀；降低小鼠毛细血管通透性，具有抗炎作用。

（八）抗溃疡

平贝母总碱对大鼠幽门结扎性溃疡、吲哚美辛型溃疡及应激性溃疡均有抑制作用，该作用可能与抑制胃蛋白酶恬性有关。

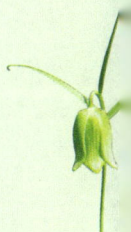

（九）镇静、镇痛作用

人们在研究中发现浙贝母碱和去氢浙贝母碱在2mg/kg的剂量下能够减少小鼠自发活动。并能对抗咖啡因所致的活动次数增加，与氯丙嗪对抗咖啡因的作用相协同。浙贝母碱和去氢浙贝母碱能够延长小鼠戊巴比妥睡眠时间及提高睡眠率，对小鼠腹腔注射醋酸所致的扭体反应也有抑制作用

（十）保护膈肌及抗氧化作用

朱艳媚发现灌胃川贝母可有效缩短慢性缺氧大鼠的膈肌最大收缩力、最大强直收缩和疲劳指数，川贝母的这些作用可能主要与其保护抗氧化酶的活性，清除氧自由基，抑制体内的脂质过氧化反应，提高机体的抗氧化能力有关。

（十一）毒性研究

在急性毒性实验中，研究了栽培的瓦布贝母、浓蜜贝母与野生川松贝母3种贝母的口服毒性，发现小鼠灌胃给药的最大耐受量（MTD）均大于60g/kg（生药量），是临床用量的480倍，说明这些川贝的口服毒性都比较低。

三、应用

（一）川贝应用历史概况

川贝母是润肺止咳的名贵中药材，应用历史悠久，始载于《本草汇言》，曰：贝母，开郁、下气、化痰之药也。润肺消痰，止咳定喘，则虚劳火结之证，贝母专司首剂。故配知母，可以清气滋阴；配芩、连可以清痰降火；配者参可以行补

不聚；配归、芍可以调气和营；又配连翘可解郁毒，治项下瘰核；配二陈代半夏用，可以补肺消痰、和中降火者也。以上修用，必以川者为妙。若解痈毒，破症结，消实痰，敷恶疮，又以土者为佳。然川者味淡性优，土者味苦性劣，二者以分别用。

《本草别说》：能散心胸郁结之气，贝母，治心中气不快多愁郁者殊有功。王好古：贝母，乃肺经气分药也，仲景治寒实结胸，外无热证者，三物小陷胸汤主之，白散亦可，以其内有贝母也。成无己云：辛散而苦泄，桔梗、贝母之苦辛，用以下气。

《本草会编》：俗以半夏有毒，用贝母代之，夫贝母乃太阴肺经之药，半夏乃太阴脾经、阳明胃经之药，何可以代？若虚劳咳嗽，吐血咯血，肺痿、肺痈，妇人乳痈、痈疽及诸郁之证，半夏乃禁忌，皆贝母为向导，犹可代也。至于脾胃湿热，涎化为痰，久则生火，痰火上攻，香愦、僵仆、蹇涩诸证，生死旦夕，亦岂贝母可代乎？

《本草经疏》：贝母，肺有热，因而生痰，或为热邪所干，喘嗽烦闷，必此主之，其主伤寒烦热者，辛寒兼苦，能解除烦热故也。淋沥者，小肠有热也，心与小肠为表里，清心家之烦热，则小肠之热亦解矣。邪气者、邪热也，辛以散结，苦以泄邪，寒以折热，故主邪气也。《经》曰：一阴一阳结为喉痹，一阴者少阴君火也，一阳者少阳相火也，解少阴少阳之热，除胸中烦热，则喉痹自愈矣。乳难者，足厥阴、足阳明之气结滞而不通，辛能散结气，通其结滞，则乳难自瘳。

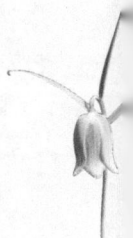

热解则血凉，血凉则不痛，故主金疮。热则生风，故主风痉。

《名医别录》又疗腹中结实，心下满，洗洗恶风寒者，肺主皮毛也。目眩者，热上攻也。项直，即风痉也。咳嗽上气，气上逆也。烦热渴邪不解，汗不出者，邪热盛也。其性专能散结除热，则上来诸证，皆自愈矣。病去则五脏自安。骨髓自利也。

《药性论》：治虚热，主难产作末服之；兼治胞衣不出，取七枚末，酒下；末，点眼去肤翳；主胸胁逆气，疗时疾黄疸，与连翘同主项下瘤瘿疾。

《本草正》：半夏、贝母，俱治痰嗽。但半夏兼治脾肺，贝母独善清金。半夏用其辛，贝母用其苦；半夏用其温，贝母用其凉；半夏性速，贝母性缓；半夏散寒，贝母清热；性味阴阳，大有不同。俗有代用者，其谬孰甚。……降胸中因热结胸及乳痈流痰结核。

《药品化义》：贝母，味苦能下降，微辛能散郁，气味俱清，故用入心肺，主治郁痰、虚痰、热痰及痰中带血，虚劳咳嗽，胸膈逆气，烦渴热甚，此导热下行，痰气自利也。取其下利则毒去，散气则毒解，用疗肺痿、肺痈、瘿瘤痰核、痈疽疮毒，此皆开郁散结，血脉流通之功也。又取其性凉能降，善调脾气，治胃火上炎，冲逼肺金，致痰嗽不止，此清气滋阴，肺部自宁也。

《长沙药解》：贝母苦寒之性，泄热凉金，降浊消痰，其力非小，然清金而不败胃气，甚可嘉焉。

《本经》：主伤寒烦热，淋沥邪气，疝瘕，喉痹，乳难，金疮风痉。

《日华子本草》：消痰，润心肺。末，和砂糖为丸含，止嗽；烧灰油敷人畜恶疮。

《本草述》：疗肿瘤疡，可以托里护心，收敛解毒。

（二）传统中药学应用

川贝母味苦、甘，性微寒，归肺、心经；具有清热润肺，化痰止咳，散结消肿之功效。其应用主要如下。

1. 虚劳咳嗽，肺热燥咳

川贝母性寒味微苦，能清肺泻热化痰，味甘质润又能润肺止咳，适宜于阴虚燥热之咳嗽，可单味研粉吞服，或与梨蒸服，临床多随症配伍应用。治久咳阴虚肺燥，常与沙参、麦冬、生地配伍，以养阴润肺，化痰止咳；治燥热咳嗽，常与知母同用，以清热润燥，化痰止咳；治痰热咳嗽，可配伍黄芩、枇杷叶，以清热化痰止咳。

2. 瘰疬，痈肿，乳痈

川贝母有清热散结消肿之效。治痰火郁结之瘰疬，可与玄参、牡蛎同用，以化痰软坚消瘰疬；治热毒壅结之痈肿、乳痈，可配伍蒲公英、连翘等药。此外，本品还有祛痰排脓的作用，故又可用治肺痈咳唾脓痰，多与鱼腥草、鲜芦根、薏苡仁配伍，以清热解毒，化痰排脓。

3. 清热润肺，化痰止咳

川贝性寒味微苦，能清泄肺热化痰，又味甘质润能润肺止咳，尤宜于内伤久咳，燥痰、热痰之证。治肺阴虚劳嗽，久咳有痰者，常配麦冬、百合、生地、桔

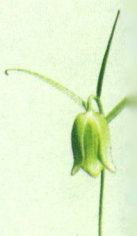

梗，以养阴润肺，化痰止咳，如《医方集解》的百合金固汤。治肺热、肺燥咳嗽，本品配瓜蒌清热化痰，润肺止咳，配桔梗化痰利咽，天花粉清热生津，如《医学心悟》贝母瓜蒌散。或以本品与知母同用，如《急救仙方》二母散。治肺热咳嗽，多痰咽干，可配以杏仁、甘草同用，如《圣济总录》贝母丸。在许多治疗急性气管炎、支气管炎、肺结核等病症的中药方剂或中成药制剂中都有川贝，如秋梨膏、川贝枇杷露、养阴清肺丸、牛黄清肺散、铁笛丸、至宝锭、蛇胆川贝胶囊、贝母瓜蒌散等。

4. 化痰软坚散结

川贝能清化郁热，化痰散结。治痰火郁结之瘰疬，若因肝肾阴亏，虚火内动，灼津为痰，痰火郁结而成瘰疬、瘿瘤、痰核，配玄参滋阴降火，配牡蛎以软坚散结，如《医学心悟》消瘰丸；治热毒壅结之乳痈、肺痈，常配蒲公英、鱼腥草、连翘等以清热解毒，消肿散结。

（三）综合开发应用

1. 中成药及复方中药制剂

川贝母是止咳化痰的良药，中医处方用量较大。以川贝母为原料生产的中成药达148种以上，如川贝雪梨膏、复方川贝精片、川贝枇杷糖浆、蛇胆川贝枇杷膏、蛇胆川贝露、川贝枇杷露、三号蛇胆川贝片、牛黄蛇胆川贝散、牛黄蛇胆川贝液、蜜炼川贝枇杷膏等，这些制剂服用方便，广受患者青睐。

（1）川贝末胶囊　本品是由川贝母制成的中药制剂，具有清热润肺、化痰止咳的功效，用于肺热燥咳、干咳少痰、阴虚劳咳、咯痰带血等。本品收载于卫生部药品标准《中药成方制剂》第5册。

（2）蛇胆川贝液　本品由蛇胆汁、川贝母、苦杏仁水、蜂蜜、薄荷脑等组成，具有清肺化热、祛痰止咳的功效，适用于热性咳嗽，痰黏色黄、难以咯出，也用于慢性咽炎。注意事项：虚寒性咳嗽不宜应用，对寒证、虚证者忌用。蛇胆川贝液用于辅佐抗生素类药物治疗小儿肺炎，总有效率达85%，治疗结果明显优于单纯的西药疗法。药效实验证明蛇胆川贝液具有：①镇咳作用：能明显减少豚鼠氨水所致的咳嗽次数；②祛痰作用：明显增加小鼠气管酚红排泄量；③平喘作用：给药后使豚鼠引喘潜伏期比给药前延长近1倍，但统计学上无显著性差异。

（3）牛黄蛇胆川贝液　本品由人工牛黄、蛇胆汁、川贝母等中药组成，已于1988年经卫生部批准大批量生产用于临床。具清热润肺，化痰止咳的功效，适用于外感咳嗽，上呼吸道感染，尤其适用于治疗热痰咳嗽，燥热咳嗽。经临床观察上呼吸道感染257例，总有效率为95.42%，显效率为78.43%。药效学和毒性试验表明，本品有较好的镇咳祛痰作用，小鼠最大耐受量为成人剂量的478.5倍。还有人应用牛黄蛇胆川贝液及强力枇杷胶囊分别治疗慢性咳嗽病人37例和41例，咳嗽症状缓解的总有效率分别为94.6%和95.1%，经胸部X线检查的总有效率分别为75.7%和73.2%，血白细胞总数及分类的总有效率分别为81.1%和78.0%，证明牛黄蛇胆川贝液及强力枇杷胶囊均有缓解咳嗽症状、促进肺部炎症吸收及祛痰的功效。

（4）咳安含片　由川贝母、枇杷叶、桔梗、薄荷脑组成，主要功能为清热宣肺、

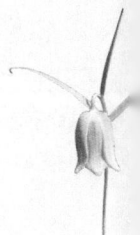

化痰止咳，该药由河南大学中药研究所研制开发。

有人应用咳安含片治疗小儿支原体肺炎，并进行疗效观察。方法：将患者分成咳安含片治疗组（120例）和对照组（80例）；治疗组应用咳安含片，同时静脉滴注红霉素1周后改为口服红霉素2周，静脉滴注与口服的用量均为每日30mg/kg；对照组仅给予红霉素治疗，用法同治疗组。结果：治疗组在退热时间、咳嗽消失时间、肺部啰音消失时间、缩短病程方面均明显优于对照组。两组病人在治疗3周后均经X线胸片复查，两组患儿胸片均明显好转，组间差异不明显。

（5）复方川贝合剂　川贝母60g、炙桑皮120g、百部120g、连翘120g、炒杏仁90g、桔梗90g、炒葶苈子90g、炒莱菔子90g、清半夏90g、黄芩90g、枳壳90g、蝉衣90g、单糖浆200ml、苯甲酸钠2g、水适量，共制1000ml。具有明显的止咳作用，该合剂的毒性较小，用药安全。

（6）桔贝止咳祛痰片　是由桔梗、川贝母、远志等中药组成的复方制剂。原为陕西省地方标准收载品种，该产品具有显著的清肺、止咳、祛痰功效，可用于因痰热阻肺引起的咳嗽、痰多、咯痰不爽、胸满气短、咽干喉痒、咽痛喑哑等（症状类似西医急慢性支气管炎）。

2. 食疗方面的应用

川贝母被《卫生部关于进一步规范保健食品原料管理的通知》列入"可用于保健食品的物品名单"中，作为食疗中药，广泛用于肺热燥咳、干咳等病症。

（1）梨蜜川贝膏　根据《太平圣惠方》，该膏组方：川贝母120g、大白梨4个、白蜜250g、白糖250g。制作方法：贝母去心，研为极细末；梨去皮，切块，加水500ml，在铜器内煮烂，绞取汁；梨汁、蜂蜜、白糖一同入锅，熬成稠厚状，再加入川贝末，搅匀即可。服法：2次／d，每次1～2匙，早、晚用白开水冲服。适用范围：①阴虚肺燥、久咳不愈、咽干燥渴者；②对慢性支气管炎、肺脓肿后期、支气管扩张引起的咳嗽痰少、舌红少苔者，可作调养之用。

（2）二冬二母汤　组方：麦冬20g、天冬18g、川贝母10g、知母18g、沙参20g、冬桑叶25g。本方具有化痰止咳，润肺养阴，壮水生津的功效，为治疗干咳无痰的良方，效果明显。尤其对儿童，由于该方所煎之药汁无怪味，服药不困难，其治愈率在90%以上，服药时，应以甘润之冰糖为引。10岁以下用药量减去1/3，5岁以下减去一半。

（3）川贝母煮橘子　制法：取川贝母15g，橘子（中等大小去皮）2个；先用水浸泡半小时，武火煮沸再以文火煮20分钟，加冰糖适量，饮汤，食橘瓣；每日1剂分3次服，每次需再添煮2个橘子；饮汤约200ml，连用3日，儿童酌减。

（4）川贝酿雪梨　组方：川贝母12g、雪梨6个、糯米100g、冬瓜条100g、冰糖180g、白矾适量。具有润肺消痰、降火除热的功效，适用于肺痨咳嗽、干咳、咯血等症。制作工艺：①将糯米淘洗干净，蒸成米饭，冬瓜条切成黄豆大颗粒，川贝母打碎，白矾溶化成水溶液；②将雪梨去皮，在蒂把处切下一块为盖，用小刀挖去梨核，然后将梨放沸水中烫一下以防变色，捞出放入冷水中冲凉，再捞出放碗中。将糯米饭、冬瓜粒、冰糖屑（部分）拌匀装入梨中。将川贝母碎粒分成6等份，分别

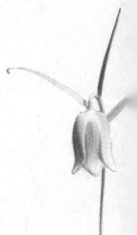

装入雪梨中，盖好蒂把，放入碗中，置蒸笼内于沸水蒸约50分钟，至梨软烂后即成；③锅内加水300ml，武火加热至沸后放入剩余冰糖溶化，待梨出笼时逐个浇在雪梨上。用法：每次食用雪梨1个，早晚各食用1次。

（5）川贝炖苹果梨　组方：苹果2个、梨3个、川贝母5个。做法：①苹果与水梨削皮后，加水适量打成果汁约150ml；②川贝母9g，用水约500ml，水煎浓汁约50ml；③三汁混合加白糖20g冲服。适用病症有肺燥咳嗽，干咳无痰，慢性支气管炎而痰黄黏稠、鼻干燥者。

（6）贝母鸭蛋炖食　该方可预防哮喘，取川贝母5g（捣细末）、百合70g、桑叶30g、鸭蛋2个。用法：将桑叶加水1000ml，煎汁约500ml，滤过。滤液加川贝母粉、百合拌匀，隔水蒸熟百合后，将鸭蛋打破放入，加适量调料，稍微煮沸即可食用。一天一次，连续食用7天，不可间断。注意食疗期间禁食肥肉、猪油、虾、鲤鱼等食物。

此外川贝加雪梨、冬瓜条等可制成川贝酿梨，具润肺消痰、降火清热的功效，用于治疗虚劳咳嗽、吐痰咯血等症；与雪梨、猪肺、白糖可制成川贝雪梨炖猪肺，能除痰、润肺、镇咳，适用于肺结核、咳嗽、咯血、老年人无痰热咳等症；另外，川贝母蒸梨是小儿止咳食疗良方，能润喉润肺、止咳化痰；鲤鱼与川贝末少许煮汤服用，可治咳嗽气喘。川贝母在食疗方面被广泛应用。

3. 临床应用

（1）治疗慢性支气管炎　野生川贝母与家种川贝母分别制成片剂口服，治疗急慢性支气管炎、上呼吸道感染所致的咳嗽、咯痰，结果咳嗽消失，痰量减少甚至基本消失，体温、脉搏、呼吸、白细胞分类及总数等恢复正常。十味砂贝散治疗慢性支气管炎，亦有疗效。

（2）治疗百日咳　川贝配伍郁金、葶苈子、桑皮、白前、马兜铃，治疗百日咳有一定疗效。

（3）治疗前列腺肥大　配伍苦参、党参，用于50岁以上前列腺肥大患者，据报道有效。

（4）上呼吸道感染　牛黄蛇胆川贝液用于上呼吸道感染，经257例临床研究表明，总有效率为95.42%，显效率为78.43%，有较好的镇咳祛痰作用。

（5）哮喘　杏贝冲剂经120例临床观察研究表明，能有效控制哮喘症状，减少哮喘发作，总有效率为82.2%。

（6）小儿肺炎喘嗽　炙麻黄、桔梗、炙甘草各4g，杏仁、川贝母各6g，生石膏、枳壳、槟榔、地龙各8g，金银花、连翘各16g，前胡12g，水煎浓缩制成口服液，每100ml含原生药100g。小于1岁每次10ml，1～3岁每次20ml，3～5岁每次30ml，每日2次，连服7天，同时静脉输入先锋霉素Ⅴ100mg/（kg·d），分2次，连输7天，治疗334例。对照采用西药常规治疗。结果显示，治疗组总有效率94%，对照组总有效率77%，治疗组疗效优于对照组（$P < 0.01$）。

（7）癫痫病　贝羚胶囊治疗癫痫病30例，总有效率达76%，且副作用极少，合用西药者其白细胞下降和药物性肝炎的发生率较单用西药者低。

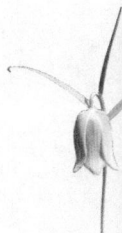

（8）肝硬化腹水　川贝母、制甘遂末，大枣煎汤送服，或装胶囊，治疗肝硬化腹水36例，总有效率为86.1%。

此外，川贝还可用于衄血、吐血、目昏等证，常与天冬、沙参、百部等药同用，如月华丸。川贝母与当归等组成配方可治疗乳腺小叶增生症。由川贝母、枇杷叶、桔梗、薄荷脑组成的咳安含片用来治疗支原体肺炎，有确切疗效。

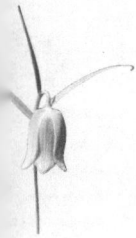

参考文献

［1］中国植物志编辑委员会. 中国植物志［M］. 北京：科学出版社，1980.

［2］万德光，彭成，赵军宁. 四川道地中药材志［M］. 成都：四川科学技术出版社，2005.

［3］陈士林. 中国药材产地生态适宜性区划［M］. 北京：科学出版社，2011.

［4］陈士林. 川贝母群落生态及分子生物学研究［D］. 成都中医药大学，2001.

［5］张国燕，陈志，尚军. 药材川贝母种源探讨［J］. 亚太传统医药，2016，12（21）：34-37.

［6］严玉平，雷宇华，由会玲，等. 川贝母及代用品种源与分布初步研究［J］. 河北中医药学报，2007，22（2）：42-44.

［7］苏鹏，胡莉，董品利. 八个川贝母品种的分类鉴定［J］. 西南农业学报，2014，27（6）：2559-2563.

［8］胡平，夏燕莉，杨玉霞，等. 万源花萼山太白贝母资源调查［J］. 安徽农业科学，2017，45（15）：9-10.

［9］周先建，杨玉霞，胡平，等. 太白贝母资源调查研究［J］. 安徽农业科学，2015，43（17）：84-85.

［10］王娟娟，曹博，白成科，等. 基于Maxent和ArcGIS预测川贝母潜在分布及适宜性评价［J］. 植物研究，2014，34（5）：642-649.

［11］蒋舜媛，孙洪兵，秦纪洪，等. 基于生长适宜性和品质适宜性的川贝母功能型生产区划研究［J］. 中国中药杂志，2016，41（17）：3194-3201.

［12］王丽芝. 药材川贝母的品质研究［D］. 北京协和医学院，2013.

［13］王丽. 川贝母新资源太白贝母药效及质量标准研究［D］. 西南大学，2012.

［14］张礼，伍燕华，付绍兵，等. 栽培密度和施肥对川贝母生长和产量的影响［J］. 江苏农业科学，2017，45（3）：119-121.

［15］胡章薇，熊芹，肖小君. 中草药川贝母繁育技术研究进展［J］. 安徽农学通报，2017，23（11）：133-135.

［16］王晓蓉，王强，余强，等. 川贝母新品种川贝1号特征特性及栽培技术［J］. 安徽农学通报，2016，22（Z1）：47-48.

［17］马靖. 栽培川贝母品质调控技术的初步研究［D］. 成都中医药大学，2015.

［18］郭梦月，孙志蓉. 川贝母的品种变迁及人工资源研究现状［A］. 中国商品学会. 第四届中国中药商品学术大会暨中药鉴定学科教学改革与教材建设研讨会论文集［C］. 中国商品学会，2015.

［19］马靖，伍燕华，付绍兵，等. 遮阴对栽培川贝母光合特性的影响［J］. 贵州农业科学，2014，42（10）：69-73.

［20］马靖，伍燕华，付绍兵，等. 遮阴对栽培川贝母生长和产量的影响［J］. 安徽农业科学，2014，42（18）：5755-5757.

［21］邓小红，侯盛昌．川贝母栽培技术初步研究［J］．四川林业科技，2014，35（3）：54-58．

［22］沈力，周浓，付绍智，等．太白贝母栽培品的生药学研究［J］．中药材，2014，37（1）：45-49．

［23］伍燕华．川贝母（Fritillaria cirrhosa）栽培中关键技术的初步研究［D］．成都中医药大学，2013．

［24］张泽锦．川贝母鳞茎褐变的生理因子变化及其褐变抑制［D］．四川农业大学，2010．

［25］郑军，叶萌，赵孙才，等．人工栽培川贝母鳞茎采收分级研究［J］．中草药，2009，40（S1）：273-276．

［26］唐敏．菌渣复合基质栽培川贝母配方试验［J］．安徽农业科学，2015，43（12）：43-44．

［27］刘翔，代勇，向丽，等．川贝母种子在高原产区的繁殖研究［J］．世界科学技术-中医药现代化，2013，15（9）：1911-1915．

［28］顾健，谭睿，罗小文．青藏高原道地药材川贝母野生抚育规范化种植及标准化研究［J］．亚太传统医药，2013，9（9）：16-17．

［29］向丽，韩建萍，陈士林．人工栽培川贝母种苗质量标准研究［J］．环球中医药，2011，4（2）：91-94．

［30］陈文年，陈发军，谢玉华．融雪时间对川贝母生长的影响［J］．湖北农业科学，2013，52（4）：868-872．

［31］阎博华，丰芬，邵明义，等．川贝母基源本草考证［J］．中医研究，2010，23（3）：69-71．

［32］陈泓竹，张世洋，黄雅彬，等．平贝母和川贝母总生物碱含量及其镇咳、抗炎作用比较研究［J］．食品工业科技，2017，38（15）：63-67．

［33］王琳玲，王玲玲，于国强，等．川贝母的HPLC指纹图谱研究［J］．华西药学杂志，2016，31（5）：497-501．

［34］林丽君，钟燕珠，雷旭，等．西藏林芝地区川贝母（瓦布贝母）总生物碱含量研究［J］．中国中医药现代远程教育，2016，14（14）：146-147．

［35］王道东，邵珠德，刘元涛．川贝母中西贝母碱提取工艺优选［J］．辽宁中医药大学学报，2016，18（5）：9-11．

［36］戴晖，吴梓春．不同规格川贝母中总生物碱的含量测定方法［J］．北方药学，2015，12（8）：18-19．

［37］刘薇，张文娟，林丽君，等．我国川贝母的质量分析［J］．中国药学杂志，2015，50（4）：305-309．

［38］刘薇，张文娟，程显隆，等．中药川贝母质量控制方法研究［J］．亚太传统医药，2015，11（2）：41-46．

［39］江明殊，王跃华，刘涛，等．组培川贝母质量标准研究［J］．成都大学学报（自然科学版），2014，33（4）：301-304．

［40］江明殊，刘涛，宋超，等．人为干预川贝母之间质量差异研究［J］．时珍国医国药，2014，25（10）：2506-2509．

［41］王纯玉，何祖新，吴玉良．不同商品规格川贝母总生物碱含量测定的方法研究［J］．中国药业，2013，22（15）：31-33．

［42］杨复森，武卫红，王宁，等. 基于AOTF-近红外光谱技术的川贝母药材即时快速鉴别研究［J］. 中成药，2013，35（1）：135-140.

［43］张培培，周勤梅，秦波，等. 川贝母栽培品瓦布贝母与松贝母的总生物碱对比研究［J］. 成都中医药大学学报，2011，34（1）：70-72.

［44］江云，柳莹，王曙. 川贝母的产地加工技术和干燥条件的优化［J］. 华西药学杂志，2011，26（1）：65-66.

［45］周亭亭，于文静，李明成，等. 川贝母DNA检测试剂盒的研制与评价［J］. 中国药学杂志，2014，49（6）：501-504.

［46］谢紫莹，李玉锋，何洋，等. 川贝母鳞茎总RNA提取方法的研究［J］. 药物生物技术，2011，18（3）：234-237.

［47］赵高琼，任波，董小萍，等. 川贝母研究现状［J］. 中药与临床，2012，3（6）：59-64.

［48］于亚杰，刘畅，张煜，等. 川贝母对大鼠油酸型急性呼吸窘迫综合征的影响［J］. 江苏大学学报（医学版），2013，23（5）：407-410.

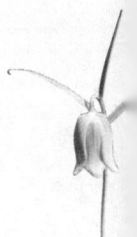